Jean-Charles Letievant

L'orthèse d'avancée mandibulaire dans le syndrome d'apnée du sommeil

Jean-Charles Letievant

L'orthèse d'avancée mandibulaire dans le syndrome d'apnée du sommeil

De l'idée à la création de l'orthèse d'avancée mandibulaire type optimisation de la retenue mandibulaire

Presses Académiques Francophones

Imprint
Any brand names and product names mentioned in this book are subject to trademark, brand or patent protection and are trademarks or registered trademarks of their respective holders. The use of brand names, product names, common names, trade names, product descriptions etc. even without a particular marking in this work is in no way to be construed to mean that such names may be regarded as unrestricted in respect of trademark and brand protection legislation and could thus be used by anyone.

Cover image: www.ingimage.com

Publisher:
Presses Académiques Francophones
is a trademark of
International Book Market Service Ltd., member of OmniScriptum Publishing Group
17 Meldrum Street, Beau Bassin 71504, Mauritius

Printed at: see last page
ISBN: 978-3-8381-4843-4

Zugl. / Agréé par: Lyon, Université Claude Bernard, Faculté de Médecine Lyon Est, 2013

Copyright © Jean-Charles Letievant
Copyright © 2014 International Book Market Service Ltd., member of OmniScriptum Publishing Group
All rights reserved. Beau Bassin 2014

INTRODUCTION	7
PREMIERE PARTIE	8
LE SYNDROME D'APNEE OBSTRUCTIF DU SOMMEIL (SAOS) ET SES TRAITEMENTS	8
I. GENERALITES	8
I.1 - HISTORIQUE DU SAOS	8
I.2 - ANATOMIE ET PHYSIOLOGIE DES VOIES AERODIGESTIVES SUPERIEURES	10
I.2.1 - Le nez	11
A - La pyramide nasale	11
B - La cavité nasale	11
I.2.2 - La cavité buccale	12
A – Généralités	12
B- La langue	13
I.2.3 - Le maxillaire supérieur et la mandibule	14
A - Le maxillaire supérieur	14
B - La mandibule	14
C - L'articulation temporomandibulaire	14
I.2.4 - Le pharynx	15
A - Le nasopharynx	16
B - L'oropharynx	17
C - L'hypopharynx	17
I.2.5 - Le larynx	17
II - LE SYNDROME D'APNEE OBSTRUCTIF DU SOMMEIL	18
II.1 - DEFINITION	18
II.2 - PREVALENCE	19
II.3 - CRITERES DIAGNOSTIC	19
II.4 - LES DIFFERENTS TYPES D'APNEE	19
II.5 - L'INDEX D'APNEE-HYPOPNEE	20
II.6 - SEVERITE	21
III - PHYSIOPATHOLOGIE DU SYNDROME D'APNEE OBSTRUCTIF DU SOMMEIL	22
III.1 - PHYSIOLOGIE DU SOMMEIL	22
III.2 - RELATION ENTRE ANATOMIE ET SYNDROME D'APNEE OBSTRUCTIF DU SOMMEIL	24
III.2.1 - Modifications physiologiques au cours du sommeil	25
III.2.2 - Variabilité intersexe	26
III.2.3 – Variabilité entre sujets sains et apnéiques	26
IV - CONSEQUENCES PHYSIOPATHOLOGIQUES DU SYNDROME D'APNEE OBSTRUCTIF DU SOMMEIL	29
IV.1 CONSEQUENCES SUR L'ORGANISME	29
IV.1.1 - La tension artérielle	29
IV.1.2 - Cardiovasculaire	30
IV.1.3 - Accident vasculaire cérébral	30
IV.1.4 - Insuffisance cardiaque	30
IV.1.5 – Nycturie	31
IV.1.6 - Le syndrome métabolique	31
IV.1.7 - Diabète et insulinorésistance	32
IV.1.8 - Obésité	32
IV.1.9 - Syndrome dépressif	33
IV.2 - CONSEQUENCES SUR LES ACCIDENTS DE LA VOIE PUBLIQUE	33

V- LES SIGNES CLINIQUES EVOCATEURS DU SYNDROME D'APNEE OBSTRUCTIF DU SOMMEIL 34
V.1 - LES SIGNES DIURNES 34
V.2 - LES SIGNES NOCTURNES 35
VI - LES FACTEURS DE RISQUE DU SAOS 35
VII - EXAMEN CLINIQUE LORS DE LA SUSPICION DE SYNDROME OBSTRUCTIF D'APNEE DU SOMMEIL 37
VII.1 - INTERROGATOIRE 37
VII.2 - EXAMEN CLINIQUE 38
VII.2.1 - Examen global 38
VII.2.2 - Examen de l'articulation temporomandibulaire 39
VII.2.3 - Examen rhino-sinusien 39
VII.2.4 - Examen de la cavité buccale et pharyngée 39
VII.2.5 - Pathologie(s) associée(s) 43
VIII. EXAMENS COMPLEMENTAIRES POUR LE DEPISTAGE ET LE DIAGNOSTIC DU SYNDROME D'APNEE OBSTRUCTIF DU SOMMEIL. 44
VIII.1 - LES EXAMENS PERMETTANT D'EVALUER L'ATTENTION 44
VIII.1.1 - Evaluation subjective de la vigilance 44
VIII.1.2 - Evaluation objective de la vigilance 48
   A - Test Itératif de Latence à l'Endormissement 48
   B - Test de maintien de l'éveil 48
   C - Le OSleR test 49
VIII.2 - LES ENREGISTREMENTS NOCTURNES 49
VIII.2.1 - Généralités 49
VIII.2.2 - L'oxymétrie nocturne 50
VIII.2.3 - La polysomnographie au laboratoire du sommeil 50
VIII.2.4 - La polygraphie ambulatoire 51
VIII.3 - INTERPRETATIONS DES TROUBLES RESPIRATOIRES 52
VIII.3.1 - La respiration normale 52
VIII.3.2 - Apnée obstructive du sommeil 52
VIII.3.3 - Hypopnée 53
VIII.3.4 - Apnée centrale 54
VIII.3.5 - Apnée mixte 55
VIII.3.6 - La respiration de Cheyne Stokes 55
IX - LES DIFFERENTS TYPES DE TRAITEMENTS DU SYNDROME D'APNEE OBSTRUCTIF DU SOMMEIL 56
IX.1 - LES TRAITEMENTS MEDICAUX 56
IX.1.1 - Les règles hygiéno-diététiques 56
IX.1.2 - Le traitement positionnel 56
IX.1.3 - La pression positive continue 57
   A - Les appareils 58
   B - Le circuit 59
   C - Indications thérapeutiques 60
IX.1.4 - L'orthèse d'avancée mandibulaire 60
IX.2 - LES TRAITEMENTS CHIRURGICAUX 61
IX.2.1 - De l'obstruction nasale 61
IX.2.2 - De l'obstruction oropharyngée 62
   A - La loge amygdalienne 62
   B - La région vélaire 62

IX.2.3 - L'obstruction linguale 64
IX.2.4 - La chirurgie d'avancée bimaxillaire. 65
IX.2.5 - La trachéotomie 65
IX.2.6 - La stimulation du nerf hypoglosse 66

DEUXIEME PARTIE **68**
LES ORTHESES D'AVANCEE MANDIBULAIRE DANS LE SYNDROME D'APNEE OBSTRUCTIF DU SOMMEIL **68**
I - PRINCIPE THERAPEUTIQUE DES ORTHESES D'AVANCEE MANDIBULAIRE **68**
II - LES DIFFERENTS TYPES D'ORTHESES **70**
 II.1 - ORTHESE THERMOFORMABLE **72**
  II.1.1 - Orthèse thermoformable monobloc *72*
  II.1.2 - Orthèse thermoformable bi-bloc *73*
 II.2 - ORTHESE SUR MESURE **74**
  II.2.1 - Orthèse sur mesure monobloc *75*
  II.2.2 - Orthèse sur mesure bi-bloc *75*
III - INDICATIONS ET CONTRE INDICATIONS DE L'ORTHESE D'AVANCEE MANDIBULAIRE DANS LE TRAITEMENT DU SYNDROME D'APNEE OBSTRUCTIF DU SOMMEIL **77**
 III.1 - LES INDICATIONS DE L'ORTHESE D'AVANCEE MANDIBULAIRE **77**
 III.2 - LES CONTRE-INDICATIONS DE L'ORTHESE D'AVANCEE MANDIBULAIRE .. **78**
  III.2.1 - Les contres indications temporaires *78*
  III.2.2 - Les contres indication permanentes *78*
IV - BILAN PRETHERAPEUTIQUE **79**
V - FACTEURS PREDICTIFS D'EFFICACITE DE L'ORTHESE D'AVANCEE MANDIBULAIRE **80**
VI - RESULTATS THERAPEUTIQUES DES ORTHESES D'AVANCEE MANDIBULAIRE **81**
 VI.1 – EFFICACITE THERAPEUTIQUE **81**
 VI.2 - EFFET DE LA TITRATION DE L'AVANCEE MANDIBULAIRE **82**
 VI.3 – OBSERVANCE **83**
 VI.4 – QUALITE DE LA VIE **83**
VII - SURVEILLANCE DE L'ORTHESE D'AVANCEE MANDIBULAIRE **84**
VIII - LES EFFETS SECONDAIRES DES ORTHESES D'AVANCEE MANDIBULAIRE **85**
IX - IMPACT SUR L'ARTICULATION TEMPOROMANDIBULAIRE ET LES MUSCLES MASTICATEURS **85**
X - COUT DES ORTHESES **87**
XI - LES ORTHESES REMBOURSEES PAR LA SECURITE SOCIALE FRANÇAISE **88**
TROISIEME PARTIE **89**
DE L'IDEE A LA CREATION DE L'ORTHESE D'AVANCEE MANDIBULAIRE NARVAL TYPE OPTIMISATION DE LA RETENUE MANDIBULAIRE® (ORM®) **89**
I - IDEE DE L'ORTHESE EN RETENTION **89**
II – CREATION DE L'ORTHESE NARVAL ORM® DE RESMED **91**
 II.1 LA PRISE D'EMPREINTE DENTAIRE **91**
  II.1.1 – Matériel *91*
  II.1.2 – Déroulement de la prise d'empreinte *92*

II.2- FABRICATION DE L'ORTHESE 96
   II.2.1 Moulage en plâtre 96
   II.2.2 - Création informatisée de l'orthèse 97
   II.2.3 - Fabrication de l'orthèse par frittage 104
   II.2.4 - Contrôle qualité et retouches de l'orthèse 105
      A - Le contrôle qualité pré-finition 105
      B - Contrôle de qualité final post-finition 110

III - AUTORISATION DE MISE SUR LE MARCHE 110

III.1 - GENERALITES 111

III.2 - CLASSIFICATION DE L'ORTHESE D'AVANCEE MANDIBULAIRE 111

III.3 - OBTENTION DU MARQUAGE CE 112
   III.3.1- Exigences générales 112
   III.3.2 Exigences spécifiques 113
      A. Propriétés chimiques, physiques et biologiques 113
      B. Infection et contamination microbiennes 113
      C. Propriétés relatives à la fabrication et à l'environnement 113
      D. Déclaration relative au dispositif sur mesure 114
   III.3.3 Informations fournies par le fabricant 114

III.4 - LES ENGAGEMENTS DU FABRICANT 114

III.5 CONTROLE DU MARQUAGE CE 115

IV - CONDITIONS DE REMBOURSEMENT DE L'ORTHESE ORM® 116

IV.1- LA PREMIERE DEMANDE 116

IV.2 - LE RENOUVELLEMENT 117

V- UTILISATION DE L'ORTHESE 117

VI - ETUDE DU DEPLACEMENT DENTAIRE AVEC L'ORTHESE D'AVANCEE MANDIBULAIRE ORM® 119

VI.1 INTRODUCTION 119

VI.2 - MATERIELS ET METHODES 120

VI.3 - RESULTATS 123

VI.4 DISCUSSION 128

CONCLUSION 130

REFERENCES BIBLIOGRAPHIQUES 132

Table des illustrations

FIGURE 1 : HYPNOGRAMME NORMAL ET D'UN SAOS SEVERE 23
FIGURE 2 : SCHEMA DES PHENOMENES DE COLLAPSUS DES VOIES AERIENNE SUPERIEURES 25
FIGURE 3 : FORME DES VOIES AERIENNES SUPERIEURES CHEZ LE SUJET CHEZ LE SUJET APNEIQUE (A) ET CHEZ LE SUJET SAIN (B) 27
FIGURE 4 : RAPPORT ENTRE LA SURFACE RETROPALATINE OU RETROLINGUALE ET LE VOLUME COURANT CHEZ DES PATIENTS NORMAUX ET CHEZ DES PATIENTS APNEIQUES 28
FIGURE 5 : SCORE DE FRIEDMAN 41
FIGURE 6 : SCORE DE MALLAMPATI 42
FIGURE 7 : ECHELLE D'EPWORTH 45
FIGURE 8 : ECHELLE DE SOMNOLENCE DE STANFORD 47
FIGURE 9 : QUESTIONNAIRE DE BERLIN 47
FIGURE 10 : APPAREILLAGE POUR POLYGRAPHIE AMBULATOIRE 52
FIGURE 11 : POLYGRAPHIE MONTRANT UNE APNEE OBSTRUCTIVE 52
FIGURE 12 : POLYGRAPHIE MONTRANT UNE HYPOPNEE 53
FIGURE 13 : POLYGRAPHIE MONTRANT UNE APNEE CENTRALE 54
FIGURE 14 : POLYGRAPHIE MONTRANT UNE APNEE MIXTE 55
FIGURE 15 : POLYGRAPHIE MONTRANT LA RESPIRATION DE CHEYNE-STOKES 55
FIGURE 16 : MASQUE FACIAL COMPLET 59
FIGURE 17 : CHIRURGIE UVPP 63
FIGURE 18 : SCHEMA DES DIFFERENTS COMPOSANTS DU SYSTEME INSPIRE II 66
FIGURE 19 : IMAGERIE FLUOROSCOPIQUE PER OPERATOIRE SANS ET AVEC STIMULATION DU NERF HYPOGLOSSE 67
FIGURE 20 : PRINCIPE DE L'AVANCEE MANDIBULAIRE 69
FIGURE 21 : IMAGES DE RECONSTRUCTION 3D D'IRM MONTRANT L'AUGMENTATION DE VOLUME DES VOIES AERIENNES SUPERIEURES PAR L'OAM (MAS) COMPARE AU TEMOIN (BASELINE) 70
FIGURE 22 : SCHEMA DES DIFFERENTS TYPES OAM 71
FIGURE 23 : ORDRES DE GRANDEUR DES EFFORTS MUSCULAIRES ET ARTICULAIRES INDUITS PAR UNE ORTHESE DE TYPE HERBST A DROITE ET UNE ORTHESE DE TYPE ORM A GAUCHE 86
FIGURE 24 : CONSEQUENCES MECANIQUES INDUITES PAR L'AVANCEE MANDIBULAIRE EN PROPULSION (HERBST) A DROITE ET EN RETENTION (ORM) A GAUCHE 86
FIGURE 25 : LES DIFFERENTS TYPES DE BANDEAU 105
FIGURE 26 : PRINCIPE DE RETENTION 106
FIGURE 27 : SCHEMA DES DEPLACEMENTS DENTAIRES ENGENDRES PAR L'ORM 129

PHOTO 1 : PROFIL D'UN CLASSE III 39
PHOTO 2 : CLASSE III DENTAIRE 39
PHOTO 3 : ABSENCE DE PARODONTOPAHTIE 40
PHOTO 4 : PARODONTOPATHIE 40
PHOTO 5 : ORTHOPANTOMOGRAMME MONTRANT LA RESORPTION OSSEUSE SUR PARODONTOPATHIE 40
PHOTO 6 : MACROGLOSSIE RELATIVE 41
PHOTO 7 : HYPERTROPHIE AMYGDALIENNE (FRIEDMAN GRADE 3) 42
PHOTO 10 : S9 AUTOSET RESMED 58
PHOTO 11 : ISLEEP 20 ET EADAPT BREAS 58
PHOTO 12 : BIPAP® RESPIRONICS 58
PHOTO 13 : MASQUE FACIAL RESMED 59
PHOTO 14 : MASQUE NARINAIRE RESMED 59
PHOTO 15 : IMPLANT INSPIRE II 67
PHOTO 16 : DR. EMIL HERBST 68
PHOTO 17 : PRINCIPE AVANCEE MANDIBULAIRE AVEC TELERADIOGRAPHIE DE PROFIL 69
PHOTO 18 : ORTHESE MONOBLOC DE PIERRE ROBIN 71
PHOTO 19 : PIERRE ROBIN 71
PHOTO 20 : SNORBAN® AVANT THERMO-MOULAGE 73

PHOTO 21 : SNORBAN® APRES THERMO-MOULAGE 73
PHOTO 22 : ORTHESE SNORFLEX® AVANT THERMO-MOULAGE 73
PHOTO 23 : OPAM® TYPE MANTOUT 75
PHOTO 24 : SILENSOR® ARKODENT 76
PHOTO 25 : ORM® NARVAL RESMED 76
PHOTO 26 : ORTHESE HERBST ® 76
PHOTO 27 : ORTHESE OMT® TALI 76
PHOTO 28 : ZEROSIL L® SOFT 91
PHOTO 29 : PORTE EMPREINTE VU DE FACE 92
PHOTO 30 : PORTE EMPREINTE VU DE PROFIL 92
PHOTO 31 : MESURE DE LA PROPULSION MANDIBULAIRE MAXIMALE 92
PHOTO 32 : MESURE DE L'OUVERTURE BUCCALE MAXIMALE 93
PHOTO 33 : ZEROSIL A ET B AVANT MELANGE 93
PHOTO 34 : ZEROSIL A ET B APRES MELANGE 94
PHOTO 35 : PORTE EMPREINTE AVEC LE ZEROSIL AVANT LA PRISE EMPREINTE 94
PHOTO 36 : PRISE EMPREINTE DE L'ARCADE DENTAIRE INFERIEURE VUE DE PROFIL 94
PHOTO 37 : PRISE EMPREINTE DE L'ARCADE DENTAIRE INFERIEURE VUE DE FACE 95
PHOTO 38 : PRISE D'EMPREINTE DE L'ARCADE DENTAIRE SUPERIEURE VUE DE FACE 95
PHOTO 39 : PRISE EMPREINTE DE L'ARCADE DENTAIRE DU MAXILLAIRE SUPERIEUR VUE DE PROFIL 95
PHOTO 40 : EMPREINTES FINALES, INFERIEURE A GAUCHE ET SUPERIEURE A DROITE 96
PHOTO 41 : ARCADES DENTAIRES SUPERIEURES ET INFERIEURES EN PLATRE 97
PHOTO 42 : NUMERISATION DES ARCADES DENTAIRES EN 3D 97
PHOTO 43 : SELECTION DE LA BASE INUTILE A LA CREATION DE L'ORTHESE 98
PHOTO 44 : PARTIE DE L'ARCADE DENTAIRE APRES ELIMINATION DE LA BASE 98
PHOTO 45 : SELECTION DE LA PARTIE INTERNE A RETIRER 99
PHOTO 46 : ARCADE DENTAIRE APRES ELIMINATION DE LA PARTIE INTERNE 99
PHOTO 47 : ARTICULE DENTAIRE EN 3D APRES MAILLAGE 100
PHOTO 48 : IDENTIFICATION DENTAIRE 100
PHOTO 49 : CREATION DE LA ZONE DE PROTECTION 101
PHOTO 50 : ALIGNEMENT DE LA MACHOIRE 101
PHOTO 51 : DETERMINATION DE LA POSITION DE LA MACHOIRE 102
PHOTO 52 : DEFINITION DES NOUVEAUX CONTOURS DE L'ORTHESE 102
PHOTO 53 : MODIFICATION DES PLANS DE GLISSEMENTS 103
PHOTO 54 : INTEGRATION DES TRIANGLES 103
PHOTO 55 : INTEGRATION DES POSITIONNEURS 104
PHOTO 56 : CLIPSAGE DES GOUTTIERES SUR SON EMPREINTE 107
PHOTO 57 : ASSEMBLAGE DE L'ORTHESE 108
PHOTO 58 : DIFFERENTES TAILLES DE BIELLETTES 109
PHOTO 59 : MESURE AU REGLET DE L'AVANCEE MANDIBULAIRE 109
PHOTO 60 : ORTHESE ORM APRES CONTROLE « QUALITE FINALE » 110
PHOTO 61 : KIT RESMED REMIS AU PATIENT 118
PHOTO 62 : SCHEMA DES BLOC DENTAIRES SUPERIEURS 122
PHOTO 63 : SCHEMA DES BLOC DENTAIRES INFERIEURS 122

INTRODUCTION

Le syndrome d'apnée obstructif du sommeil (SAOS) est une pathologie ancienne. Pourtant, ce n'est que depuis un demi siècle que l'on commence à comprendre sa physiopathologie et ses retentissements sur l'organisme. De part son importante prévalence dans la population générale et de part ses conséquences métaboliques et économiques, le SAOS est en France et dans de nombreux pays, un véritable problème de santé publique. Sa prise en charge thérapeutique est actuellement en perpétuelle évolution.

Les orthèses d'avancée mandibulaires sont aujourd'hui une option thérapeutique de plus en plus utilisée dans le traitement du SAOS. Les recommandations actuelles permettent de les utiliser en première intention, ou en seconde intention lors d'échec ou d'intolérance à la pression positive continue. Mais comme tout appareil dentaire, les OAM ont des points d'ancrage dentaires et sont donc accusées de modifier l'articulé dentaire.

Après quelques rappels anatomiques, nous présenterons le SAOS et l'ensemble de ses traitements. Nous étudierons ensuite les orthèses d'avancée mandibulaires à travers leurs diversités, leurs places et leurs conséquences dans le traitement du SAOS.

Puis, nous nous pencherons sur une OAM particulière : l'orthèse Narval ORM® (Optimisation de la Retenue Mandibulaire). Nous décrirons l'ensemble du processus de création, de sa genèse à sa commercialisation en Europe. Pour finir, nous présenterons notre étude sur le déplacement dentaire engendré par l'orthèse ORM® avec un traitement efficace du SAOS.

PREMIÈRE PARTIE

LE SYNDROME D'APNÉE OBSTRUCTIF DU SOMMEIL (SAOS) ET SES TRAITEMENTS

I. Généralités

I.1 - Historique du SAOS

Le syndrome obstructif d'apnée du sommeil, est une pathologie fréquente et ancienne. Le terme apnée est composé du verbe grec αναπνέω signifiant « respirer, souffler » et du a-privatif.

De nombreuses personnes accordent à Charles Dickens (1) la première description du syndrome d'apnée du sommeil. Dans « Les Papiers posthumes du Pickwick Club » au XIX siècle apr. J.C., Dickens y décrit « Fat Joe », un domestique étonnement gras, somnolent et ronfleur :

« Joe ! Damné garçon ! Il est encore à dormir !
— Voilà un jeune homme bien extraordinaire, dit M. Pickwick. Est-ce qu'il est toujours assoupi comme cela ?
— Assoupi ! Il dort toujours. Il fait mes commissions en dormant ; et quand il sert à table, il ronfle.
— Bien extraordinaire ! répéta M. Pickwick. »

« Le gros joufflu ouvrit les yeux, avala l'énorme morceau de pâté qu'il était en train de mastiquer lorsqu'il s'était endormi, et tout en exécutant les ordres de son maître. »

« *Au moment où les pickwickiens se retournèrent pour l'apercevoir encore une fois, le soleil couchant jetait une teinte chaleureuse sur le visage de leur hôte, et faisait ressortir l'attitude somnolente du gros joufflu : il avait laissa tombé sa tête sur sa poitrine, et il était encore à dormir !* »

Cependant on retrouve de nombreuses descriptions antérieures à celle de Dickens :
Dans la mythologie grec, Nyx (divinité de la nuit) et d'Erèbe (divinité infernale) ont deux enfants : Hypnos (dieu du sommeil) et Thanatos (personnifiant la mort). Selon Homère et Hésiode, Hypnos pouvait endormir aussi bien les hommes que les dieux. Il est intéressant de noter la relation fraternelle décrite entre le sommeil et la mort.

Dans l'antiquité grecque une description de Dionysos (dénommé aussi Denys d'Héraclée) tyran d'Héraclée (né en 351 av. J.-C. et mort en 306 av J.C.) évoque fortement le syndrome d'apnée du sommeil :
« *La vie voluptueuse que mena Denys le fit devenir si gras, qu'il ne faisait presque que dormir ; et son assoupissement était si profond, qu'il n'y avait point d'autre moyen de l'éveiller que de lui ficher de longues aiguilles dans le corps* ».
Dionysos est ainsi décrit par Elien et Athénée (II et III siècle apr. J.-C.) et mis en scène dans une pièce de l'auteur comique grec Ménandre (fin du IV siècle av. J.-C.).

Ce n'est qu'en 1906 que Sir William Osler (2) fera référence à Dickens dans la description des personnes atteintes d'obésité associée à des troubles du sommeil et des ronflements.

Jean Giraudoux en 1939, dans sa pièce de théâtre « Ondine », met en scène la fragilité des amours humaines. Ondine, jeune nymphe du lac ne peut épouser le prince Hans qu'en acceptant le pacte des ondins : qu'il soit condamné à mourir en oubliant de respirer pendant son sommeil, s'il lui est infidèle. Le syndrome d'Ondine (encore appelé hypoventilation alvéolaire centrale congénitale), tire son nom de cette pièce. Cette maladie orpheline caractérisée par l'absence congénitale du contrôle central de la respiration et une atteinte diffuse du système nerveux autonome.

En 1956, Charles Sidney Burwell, compare lui aussi les personnages de Dickens, à ces patients atteint d'obésité et d'hypoventilation alvéolaire. Il les désignera comme atteints de « syndrome Pickwickien ».

En 1964, Ikemastsu popularise l'uvulopalatopharyngoplastie comme traitement du ronflement.

C'est Henri Gastaut en 1965 (4), éminent neurologue français, qui démontrera par la polygraphie, les relations entre le syndrome de Pickwick et son retentissement sur le sommeil.

En 1969, Wolfgang Kuhlo et al. (5) publient que la trachéotomie est un traitement performant dans le cadre des apnées obstructives.

C'est le Professeur Christian Guilleminault (université de Stanford) qui donnera le nom de syndrome d'apnée obstructif du sommeil en 1972.

En 1981 Shiro Fujita (6) généralise la technique chirurgicale de l'uvulopahryngoplastie, non plus au ronflement simple, mais comme traitement du SAOS. Dans la même année Colin Sullivan et al. (7) décrivent l'utilisation de la pression positive continue (PPC) et son intérêt dans le traitement du SAOS.

Le principe d'avancée mandibulaire est émis par Emil Herbst au début du XXème siècle. Initialement ce principe était destiné au traitement des malocclusions dentaires de classe II. Il a été développé jusqu'à nos jours et nous permet aujourd'hui de disposer de nombreuses prothèses d'avancée mandibulaire.

I.2 - Anatomie et Physiologie des voies aérodigestives supérieures

Les voies aérodigestives supérieures correspondent à la portion comprise entre les orifices narinaires et l'orifice buccal jusqu'au larynx et à l'œsophage. Elles permettent deux fonctions principales : la respiration et l'alimentation.

L'ensemble des ces voies aérodigestives supérieures (VADS) peut être subdivisé en plusieurs zones anatomiques : le nez, la cavité buccale, le pharynx, la larynx, et l'œsophage.

I.2.1 - Le nez

Le nez est constitué de la pyramide nasale et des cavités nasales.

A - La pyramide nasale

La pyramide nasale est formée d'os, de cartilage et de tissu conjonctif. La partie supérieure est formée par les os propres du nez et la glabelle. La partie inférieure est cartilagineuse, composée des cartilages alaires (crus médial et crus latéral), des cartilages triangulaires, et de la cloison nasale (septum).
La vascularisation dépend principalement de l'artère faciale et de ses branches, de l'artère dorsale du nez (branche de l'artère ophtalmique), de la veine angulaire et de la veine faciale.
L'innervation sensitive provient de la première et de la seconde branche du nerf trijumeau. L'innervation motrice provient du nerf facial. Cette formation ostéocartilagineuse donne la forme du visage et la fonction de la cavité nasale.

B - La cavité nasale

La cavité nasale est divisée en deux parties, habituellement inégales, séparées par le septum nasal cartilagineux. Chacune peut être subdivisée en deux parties : le vestibule nasal et la cavité nasale proprement dite.
Le vestibule nasal contient à sa face interne les éléments de soutien de la partie antérieure de la cloison cartilagineuse et de la columelle. La partie supérieure est formée par les cartilages alaires, dont le crus médial s'étend dans la columelle, et dont le crus latéral soutient la face externe du vestibule. La forme de la pointe du nez et des orifices narinaires est ainsi déterminée par les cartilages alaires.
En arrière du vestibule nasal se trouve la plica nasi ou valve vestibulo nasale. C'est à ce niveau que se trouve la partie la plus étroite des fosses nasales. Elle peut influencer de façon importante la respiration en cas de rétrécissement.
La cavité nasale proprement dite s'étend de la plica nasi aux choanes. Ses limites supérieures sont données par la racine du nez, le toit de l'ethmoïde et le sphénoïde. Les parois latérales contiennent plusieurs structures importantes pour la fonction nasale : les cornets (inférieur, moyen et supérieur), les orifices sinusiens (moyen et supérieur et le canal nasofrontal), et

l'orifice du canal lacrymo-nasal. L'orifice du sinus sphénoïdal est situé à la partie postéromédiane des fosses nasales.

La cavité nasale est tapissée par deux types de muqueuses : une muqueuse respiratoire et une muqueuse olfactive.

La vascularisation des fosses nasales et des sinus provient des artères carotides internes (artères ethmoïdales antérieures et postérieures) des artères carotidiennes externes (artère maxillaire interne, sphénopalatine et faciale) et de leur veines d'accompagnement (veines faciale, ophtalmique, les plexus ptérygoïdiens et pharyngés).

L'innervation sensitive provient de la première et de la seconde branche du nerf trijumeau.
L'innervation végétative provient de fibres sympathiques et parasympathiques.
L'innervation sensorielle est apportée par le nerf olfactif.
Chez l'homme la voie respiratoire physiologique passe par le nez. La respiration buccale n'est donc pas physiologique et se trouve utilisée dans des cas d'urgence pour suppléer la respiration nasale.

La cavité nasale entre la valve et la tête des cornets sert à moduler le flux aérien. À l'inspiration celui ci est ralenti et les turbulences sont augmentées. L'air inspiré est réchauffé et humidifié permettant d'obtenir une température physiologique constante (31°C à 34°C) et une humidité relative (de 95% à 100% dans les voies aériennes inferieures) indépendamment de la température et de l'humidité extérieure. À l'expiration le flux aérien est moins turbulent. Les échanges caloriques et métaboliques sont donc moins importants qu'a l'inspiration, et permettent la régénération de la muqueuse.

Le nez est donc un organe à la fois sensoriel (permettant l'odorat) et respiratoire (régulation du flux aérien, voie respiratoire physiologique), mais il a aussi un rôle d'adaptation de l'organisme à son environnement (humidifier, réchauffer et filtrer l'air ambiant).

I.2.2 - La cavité buccale

A – Généralités

La cavité buccale comprend les structures anatomiques suivantes : les lèvres supérieure et inférieure, les vestibules gingivaux supérieur et inferieur , les gencives supérieure et inférieure, les planchers buccaux, la face interne des joues, la langue mobile, le palais dur, et les trigones retromolaires. Elle s'ouvre dans l'oropharynx au niveau des piliers antérieurs du voile du palais.

La cavité buccale présente plusieurs fonctionnalités : la mastication, la déglutition, la digestion prégastrique, la gustation et la respiration.

B- La langue

La langue est subdivisée en deux grandes sous-parties : la langue mobile et la base de langue (qui appartient à l'oropharynx). La limite est donnée par le V lingual (sulcus terminalis).
Lorsque la bouche est fermée, la langue mobile occupe pratiquement complètement la cavité buccale. C'est une légère pression négative dans la bouche qui permet d'assurer le contact entre la langue et le palais, permettant de maintenir l'occlusion.

La base de langue est limitée en bas par l'épiglotte. Elle contient les amygdales linguales, structures à caractères immunitaires, appartenant à l'anneau de Waldeyer. Les amygdales linguales peuvent en cas d'hypertrophie entrainer des difficultés mécaniques lors de la déglutition. Nous étudierons plus tard l'importance du rôle de la base de la langue dans le SAOS.

La langue est constituée de deux groupes de muscles :
- Ceux qui ne présentent pas d'insertion osseuse : le muscle transverse de la langue, le muscle lingual supérieur, le muscle lingual inférieur, et le muscle vertical de la langue.
- Ceux présentant des insertions fixes : le muscle styloglosse, le muscle hyoglosse, et le muscle palatoglosse.
L'agencement de ces muscles permet à la langue d'avoir une grande mobilité.

La vascularisation est apportée par la carotide externe, avec l'artère linguale. Le drainage veineux se fait par la veine homonyme.
Le drainage lymphatique se fait par les ganglions régionaux sous-mentonniers, sous maxillaires ainsi que les chaines lymphatiques jugulo-carotidiennes. Le drainage lymphatique est croisé pour la base de langue.
L'innervation motrice est assurée par le muscle grand hypoglosse (XII). L'innervation sensitive est assurée par les nerfs trijumeaux (V) et le nerf pneumogastrique (X) pour la partie

postérieure de la base de la langue. L'innervation sensorielle passe par le nerf lingual (rameau du nerf facial VII), le nerf vague (X) et la corde du tympan (rameau du nerf facial VII).

I.2.3 - Le maxillaire supérieur et la mandibule

A - Le maxillaire supérieur

Le maxillaire ou maxillaire supérieur est un os pair. Il participe au massif facial et entre dans la constitution des parois de la fosse nasale, des cavités orbitaires et de la cavité buccale. Son corps est creusé d'un sinus maxillaire. C'est l'os le plus volumineux du massif facial.
Les deux maxillaires s'articulent entre eux pour former l'arcade dentaire supérieure et le palais osseux. L'ensemble des os de la face s'attachent ou s'articulent avec le maxillaire supérieur et en font l'os central de la face.

B - La mandibule

La mandibule, ou os maxillaire inférieure, est l'os de la face le plus volumineux et le plus fort. C'est le seul os mobile de la tête (à l'exception des osselets de l'oreille moyenne). Elle comprend une branche horizontale incurvée (le corps) et deux segments verticaux (les branches). L'angle de la mandibule est la région où les branches se joignent au corps. Chaque branche est dotée d'un condyle qui s'articule avec la fosse mandibulaire et le tubercule articulaire de l'os temporal afin de former l'articulation temporo-mandibulaire.

C - L'articulation temporomandibulaire

Les articulations temporo-mandibulaires font partie des articulations les plus sollicitées avec environ 10 000 mouvements par vingt-quatre heures. Elles participent à plusieurs fonctions essentielles : l'ouverture buccale, la mastication, la déglutition et la phonation. La denture joue un rôle essentiel puisqu'elle en est la surface d'appui. Son bon état et son équilibre conditionnent le fonctionnement de ces articulations. Les muscles masticateurs peuvent avoir une action symétrique, synergique ou indépendante. Ils permettent le fonctionnent

simultanément des deux articulations temporo-mandibulaires et la réalisation de trois grands types de mouvements :
- L'abaissement et l'élévation : mouvement d'ouverture et de fermeture de la bouche. L'amplitude d'ouverture buccale physiologique est mesurée entre les incisives supérieures et inferieures. Elle est d'environ 45 mm.
- La propulsion et la rétropulsion : la propulsion correspond à un glissement antérieur et inferieur de la mandibule, la rétropulsion correspond au mouvement inverse.
- La diduction : elle permet à la mandibule un déplacement latéral, d'un côté ou de l'autre.
Au repos, le ménisque détendu se moule sur la cavité glénoïde et le versant postérieur du condyle temporal. Lors de l'ouverture buccale, la contraction du chef supérieur du ptérygoïdien latéral tend progressivement le ménisque, le redresse et en même temps abaisse et désenclave le condyle mandibulaire de la cavité glénoïde. Le ménisque étant tendu dans un plan oblique de haut en bas et d'arrière en avant, le condyle peut avancer grâce à l'élasticité de la partie rétro-condylienne du ménisque dont la face supérieure pré-condylienne glisse sous le temporal. Le ménisque reste stable et le condyle mandibulaire continue à glisser en avant sur sa face inférieure, cela jusqu'à ce que les deux condyles soient l'un au-dessous de l'autre.

Le syndrome algo-dysfonctionnel de l'appareil manducateur (SADAM) : regroupe l'ensemble des troubles de la musculature posturale, masticatrice et de l'articulation temporomandibulaire. Il se rencontre dans les deux sexes et à tous les âges, avec une prédilection chez la femme jeune. Les facteurs déclenchants sont nombreux : les troubles de l'occlusion, les traumatismes directs (articulaires) ou indirects cervicaux, les arthropathies, la bruxomanie (mouvement inconscient de friction des dents).

I.2.4 - Le pharynx

Le pharynx peut être subdivisé en trois sous-parties anatomiques : le nasopharynx, l'oropharynx et l'hypopharynx.
Le pharynx est constitué d'une couche musculaire circulaire (composée par les muscles constricteurs du pharynx supérieur, moyen et inférieur), du muscle stylopharyngien, du muscle salpingopharyngien, et du muscle palatopharyngien.

La vascularisation artérielle du pharynx est assurée par les branches de la carotide externe: artère pharyngienne ascendante, artère palatine ascendante, des branches de l'artère faciale, et des branches de l'artère maxillaire interne. Le drainage veineux se fait vers la veine faciale, le plexus ptérygoïdien et l'ensemble se jette dans la veine jugulaire interne.
Le drainage lymphatique est assuré par les ganglions cervicaux, rétropharyngés et paratrachéaux.
L'innervation provient du nerf glossopharyngien (IX), du nerf vague (X), le nerf grand hypoglosse (XII) et du nerf facial (VII) pour la partie motrice. L'innervation sensitive provient de la branche maxillaire supérieur du trijumeau (V), du glossopharyngien (IX) et du vague (X).

A - Le nasopharynx

Le nasopharynx (rhinopharynx ou cavum) est limité en haut par la base du crane, en arrière par la paroi pharyngée postérieure, en bas par la projection du voile du palais, en avant par les fosses nasales et latéralement par les parois pharyngées latérales. Il permet de faire communiquer les fosses nasales avec l'oropharynx.
La muqueuse du cavum est formée d'un épithélium cilié pluristratifié et d'un épithélium de transition au passage vers l'oropharynx.
Les végétations adénoïdiennes, retrouvées au niveau de la paroi pharyngée postérieures font partie de l'anneau de Waldeyer. Il se compose de plusieurs formations lymphoïdes : l'amygdale pharyngée de Luschka (végétations adénoïdes), les amygdales palatines, et les amas lymphoïdes de la base de la langue (amygdales linguales). Jusqu'à l'âge de 6 mois, l'enfant est protégé par une immunité passive, via les IgG maternelles. Puis, l'enfant doit mettre en place son propre système immunitaire, notamment grâce aux tissus lymphoïdes pharyngés. Les contacts successifs des différents antigènes avec les lymphocytes B et T vont provoquer une multiplication et une augmentation de volume de ces structures lymphoïdes. Ces infections répétées sont donc normales pendant l'enfance et correspondent à l'adaptation à l'écosystème. Mais les végétations adénoïdiennes restent parfois hypertrophiques (plus fréquemment chez l'enfant) et empêchent alors une bonne respiration nasale.

B - L'oropharynx

L'oropharynx est limité en avant par les piliers antérieurs de la loge amygdalienne, en haut par le voile du palais, en arrière par la paroi pharyngée postérieure, et en bas par le bord supérieur de l'épiglotte. Il s'ouvre par l'isthme du gosier vers la cavité buccale.

Il comprend les structures anatomiques suivantes : la loge amygdalienne (qui comprend les amygdales palatines et les piliers antérieurs et postérieurs du voile), les vallécules, la base de la langue (vue précédemment), la face antérieure du voile et la face linguale de l'épiglotte.

Les amygdales palatines font parties de l'anneau de Waldeyer et possèdent donc un rôle immunitaire. Elles peuvent être volumineuses et engendrer une obstruction pour la ventilation.

C - L'hypopharynx

L'hypopharynx s'étend du bord supérieur de l'épiglotte au bord inferieur du chaton cricoïdien. Il s'ouvre en avant vers l'orifice supérieur du larynx et se termine dans sa partie inférieure dans l'œsophage (bouche œsophagienne). Il n'intervient normalement pas dans la fonction respiratoire.

I.2.5 - Le larynx

Le larynx est un organe impair. Il est situé dans la partie antérieure et médiane du cou.

Il est limité en haut par l'os hyoïde, en arrière par l'espace pharyngolaryngé, en bas par la partie inférieure du cartilage cricoïde et en avant par la peau et la graisse sous cutanée.

Il est formé d'un squelette cartilagineux dont les éléments s'articulent entre eux par, des membranes, des ligaments et des muscles et des articulations.

Le larynx est composé de 11 cartilages. Trois cartilages impairs et médians : l'épiglotte, le cartilage thyroïde et le cartilage cricoïde ; et quatre cartilages pairs : les cartilages cornicules, les cartilages cunéiformes, les arythénoides et les sésamoïdes antérieur et postérieur.

Sa musculature peut être séparée en muscles intrinsèques et extrinsèques :

Les muscles extrinsèques sont : le muscle sterno-thyroïdien, le muscle thyro-hyoïdien, le muscle constricteur inférieur du pharynx, le muscle stylo-pharyngien et le muscle pharyngo-staphylin.

Les muscles intrinsèques sont : le muscle cricothyroidien, le muscle cricothyroidien postérieur et latéral, le muscle arythénoidien transverse, le muscle aryepiglottique, le muscle aryténoïdien oblique, le muscle cricoarythenoidien latéral, le muscle cricoépiglottique et le thyroaryténoidien latéral, le médial et le supérieur.

L'innervation motrice et sensitive de la musculature laryngée provient du nerf laryngé supérieur et du nerf récurrent (laryngé inférieur).

La vascularisation artérielle est assurée par l'artère laryngée supérieure, l'artère laryngée inférieure et des branches de l'artère sous clavière. Le drainage veineux se fait par la veine thyroïdienne supérieure et inférieure qui se drainent respectivement dans la veine jugulaire interne et le tronc brachiocéphalique.

Le drainage lymphatique est assuré par les ganglions jugulaires profonds supérieurs et inférieurs et prélaryngés.

Les fonctions physiologiques du larynx sont la respiration, la phonation, la protection des voies respiratoires inferieurs et le blocage thoracique par fermeture glottique.

II - Le syndrome d'apnée obstructif du sommeil

II.1 - Définition

Le syndrome des apnées obstructives du sommeil est la survenue, durant le sommeil, d'épisodes anormalement fréquents d'obstruction complète ou partielle des voies aériennes supérieures. Il est responsable d'interruptions (apnées) ou de réductions significatives (hypopnées) de la ventilation.

Le SAOS fait partie d'un ensemble de troubles respiratoires du sommeil qui regroupe : le syndrome d'apnée central, la respiration de Cheynes Sokes (qui est un rythme respiratoire périodique anormal, caractérisé par l'alternance régulière de périodes d'apnée et d'hyperpnée), le syndrome hypoventilation-hypoxémie nocturne et l'Overlap syndrome (SAOS associé à une bronchopneumopathie chronique obstructive).

II.2 - Prévalence

La prévalence du syndrome d'apnée obstructif du sommeil est estimée entre 5 et 7 % de la population adulte (8,9), mais ce chiffre est probablement sous-estimé.

II.3 - Critères diagnostic

Le SAOS est défini par la présence des critères A ou B et du critère C (1):
    A. Somnolence diurne excessive non expliquée par d'autres facteurs
    B. Deux au moins des critères suivants non expliqués par d'autres facteurs :
     - Ronflement sévère et quotidien,
     - Sensations d'étouffement ou de suffocation pendant le sommeil,
     - Éveils répétés pendant le sommeil,
     - Sommeil non réparateur,
     - Fatigue diurne,
     - Difficultés de concentration,
     - Nycturie.
    C. Critère polysomnographique : Index d'apnée hypopnée ≥ 5 (IAH ≥ 5).

II.4 - Les différents types d'apnée

Il existe différents types d'apnées :

• L'Apnée obstructive : correspond à un arrêt du débit aérien naso-buccal pendant au moins 10 secondes avec persistance d'efforts ventilatoires pendant l'apnée.

• L'Apnée centrale : correspond à un arrêt du débit aérien naso-buccal pendant au moins 10 s avec absence d'efforts ventilatoires pendant l'apnée.

• L'Apnée mixte : correspond à un arrêt du débit naso-buccal pendant au moins 10 s. L'apnée débute comme une apnée centrale mais se termine avec des efforts ventilatoires (Apnée obstructive et centrale).

•L'hypopnée : Il n'existe pas de consensus clair pour la définition des hypopnées. Ces évènements doivent avoir une durée d'au moins 10 secondes et répondre à l'une ou l'autre de ces propositions :
- Diminution d'au moins 50% d'un signal de débit validé par rapport au niveau de base
ou
- Diminution inférieure à 50% ou aspect de plateau inspiratoire associé à une désaturation transcutanée d'au moins 3% et/ou à un micro-éveil.

•Les micro-éveils liés à des efforts respiratoires : ils sont définis par changement abrupt de l'EEG avec apparition d'un rythme alpha, thêta or beta, durant plus de trois secondes et précédé par au moins dix secondes de sommeil. L'examen de référence de leur détection est la mesure continue de la pression œsophagienne. En l'absence de recueil de ce signal, ces évènements peuvent être détectés par la présence d'un plateau inspiratoire sur le signal de pression nasale suivi d'un micro-éveil à l'électroencéphalogramme. Ils peuvent être intégrés aux hypopnées lors du codage visuel des tracés.

II.5 - L'index d'apnée-hypopnée

L'index d'apnée-hypopnée est défini comme le nombre d'apnées et d'hypopnées par heure de sommeil. Il peut être calculé à partir de l'analyse des résultats de la polygraphie ou de la polysomnographie.

$$IAH = \frac{\text{Nombre d'apnées} + \text{Nombre d'hypopnées}}{\text{Durée du Sommeil en minute}} \times 60$$

II.6 - Sévérité

Pour définir la sévérité du SAOS, il est recommandé (10) de prendre en compte l'indice d'apnée/hypopnée (IAH) et la somnolence diurne. Le niveau de sévérité du SAOS est défini sur la composante la plus sévère :

La sévérité selon la somnolence diurne :
- Légère : Somnolence indésirable ou épisodes de sommeil involontaire ayant peu de répercussions sur la vie sociale ou professionnelle et apparaissant pendant des activités nécessitant peu d'attention (regarder la télévision, lire, être passager d'une voiture).

- Modérée : Somnolence indésirable ou épisodes de sommeil involontaire ayant une répercussion modérée sur la vie sociale ou professionnelle et apparaissant pendant des activités nécessitant plus d'attention (concert, réunion).

- Sévère : Somnolence indésirable ou épisodes de sommeil involontaire perturbant de façon importante la vie sociale ou professionnelle et apparaissant lors d'activités de la vie quotidienne (manger, tenir une conversation, marcher, conduire).

La sévérité selon *l'IAH* :

- Apnée légère : 5 à 15 événements par heure   (5<IAH<15)
- Apnée modérée : 15 à 30 événements par heure   (15<IAH<30)
- Apnée sévère : plus de 30 événements par heure (IAH>30)

Une valeur IAH n'a de sens que si elle est associée à des signes cliniques. La sévérité d'un SAOS ne peut se réduire à un index mais doit tenir compte de l'invalidité que représente l'hypersomnolence, de la souffrance physique et relationnelle des patients, des répercussions du syndrome sur le système cardio-respiratoire et sur le système nerveux.

III - Physiopathologie du syndrome d'apnée obstructif du sommeil

III.1 - Physiologie du sommeil

Pour comprendre la physiopathologie du SAOS, il faut avant tout comprendre la physiologie du cycle veille/sommeil.
La régulation de l'alternance veille / sommeil est contrôlée par un double processus homéostasique et circadien. D'une part le processus circadien (véritable horloge interne biologique), s'aligne sur l'alternance du jour et de la nuit (le cycle nycthéméral), au moyen des facteurs externes de synchronisation. D'autre part le processus homéostasique, qui est la tendance à retourner vers un état d'équilibre, et fait alterner les périodes d'éveil et de sommeil. Le temps de sommeil moyen chez l'Homme est de sept à huit heures par jour. L'examen de référence pour analyser le sommeil est la polysomnographie (dont nous verrons plus loin son déroulement et son interprétation).

Le sommeil normal chez l'adulte est composé de différents sommeils : le sommeil lent léger (SLL), le sommeil lent profond (SLP) et le sommeil paradoxal (SP) encore appelé REM (Rapid Eye Movement) par les anglo-saxons. On peut individualiser les différents stades de sommeil sur un tracé d'électroencéphalogramme (EEG).
- le stade 1 ou stade d'endormissement (N1), qui correspond au premier stade du SLL.
- le stade 2 qui correspond au second stade du sommeil lent léger (N2).
- les stades 3 et 4 qui correspondent au sommeil lent profond (N3).
- le sommeil paradoxal (R ou W).

Chaque stade de sommeil est caractérisé par des ondes particulières au niveau de l'EEG (reflétant l'activité cérébrale), par des mouvements oculaires spécifiques et de la présence ou non de tonus musculaire. Il est important de noter que pendant l'ensemble du cycle de sommeil il existe un tonus musculaire, excepté pendant le sommeil paradoxal, ou l'on observe une atonie musculaire.

L'ensemble de ces stades, modulés en durée, forme un cycle de sommeil (environ 90 minutes). À la fin de chaque cycle, il existe, de façon physiologique de brefs réveils dont la durée n'excède pas quelques minutes.

L'hypnogramme est le tracé qui résume le déroulement du sommeil au cours de la nuit. Il montre le nombre et la structure de chaque stade, qui définit son architecture normale ou pathologique.

Lorsque l'on observe un hypnogramme d'un patient avec un SAOS on observe :
- une très courte latence d'endormissement.
- un sommeil excessivement fragmenté, composé d'un très grand nombre de changements de stades et entrecoupé de très nombreux éveils.
- un cycle de sommeil composé majoritairement de sommeil lent léger.
- une diminution importante voir une disparition du sommeil lent profond.
- une nette diminution du sommeil paradoxal.
- un très grand nombre de micro-éveils.

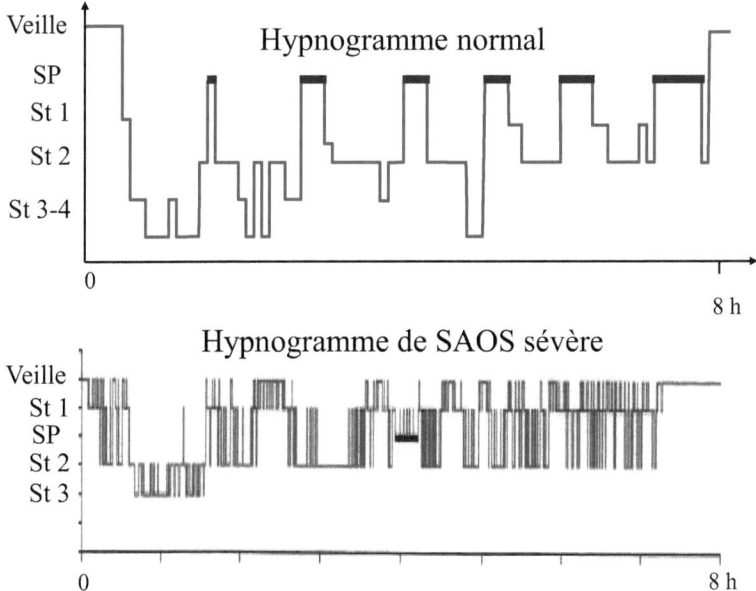

Figure 1 : Hypnogramme normal et d'un SAOS sévère

III.2 - Relation entre anatomie et syndrome d'apnée obstructif du sommeil

Au cours du SAOS, la contraction des muscles respiratoires est incapable de faire pénétrer l'air dans les poumons du fait de l'obstruction des voies aériennes supérieures, ce qui engendre des apnées et des hypopnées.

Nous avons vu que la région anatomique des voies aériennes supérieures est complexe : elle est constituée de parois comportant des muqueuses, des muscles et des aponévroses. Dans le pharynx il n'existe pas de structure rigide permettant de maintenir celui ci ouvert. Le calibre des voies aériennes supérieures n'est donc maintenu que par la « mise en tension » de l'ensemble de cette région anatomique.

Lors de l'inspiration, la contraction des muscles inspiratoires (essentiellement du diaphragme) crée une dépression négative, c'est à dire inférieure à la pression atmosphérique, qui attire l'air dans les poumons. Cette pression négative a tendance à fermer le conduit des voies aériennes supérieures. A l'état physiologique un mécanisme protecteur est mis en jeu avant même le début de l'inspiration : il consiste à déclencher la contraction des muscles dilatateurs du pharynx (en particulier le génioglosse qui permet de maintenir à l'état « ouvert » les voies aériennes supérieures) avant l'activité des muscles inspiratoires. Quand on enregistre l'activité électromyographique phasique des muscles dilatateurs, on remarque que celle ci précède celle des muscles respiratoires (11). L'activité tonique des muscles oropharyngés est donc un élément important du maintien de la perméabilité des voies aériennes supérieures. Une diminution de cette activité tonique s'accompagnant d'une diminution de volume des voies aériennes supérieures : donc toute modification de l'activité des muscles dilatateurs du pharynx va modifier la collapsibilité des voies aériennes supérieures.

Le SAOS est caractérisé par la présence d'apnées obstructives qui correspondent à un arrêt du flux ventilatoire, et d'hypopnées qui correspondent à une diminution partielle du flux ventilatoire. Ces phénomènes de collapsus des voies aériennes supérieures s'explique par l'effet Venturi. En dynamique des fluides, lors de la présence d'un rétrécissement de section, il existe une augmentation de la vitesse du fluide au niveau du rétrécissement et l'apprition d'une dépression dans cette section. Lors d'une apnée, il existe un collapsus complet de la région pharyngée empêchant tout débit aérien. Lors d'une hypopnée le collapsus est partiel. Il engendre donc une réduction partielle du débit aérien. Ce collapsus peut être favorisé par la position lors du sommeil : lorsque le patient est en décubitus dorsal, la base de langue à tendance à « chuter » du fait de la gravité contre la paroi pharyngée postérieure. Ce facteur positionnel explique que les personnes dormant sur le dos aient un IAH plus élevé que celle dormant sur le ventre ou sur le côté.

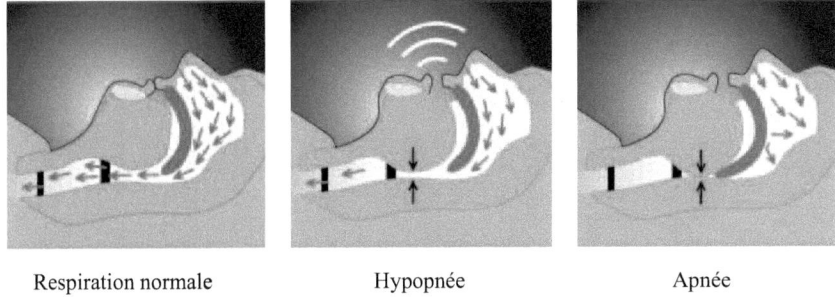

Respiration normale   Hypopnée   Apnée

Figure 2 : Schéma des phénomènes de collapsus des voies aérienne supérieures

III.2.1 - Modifications physiologiques au cours du sommeil

Au cours du sommeil il existe trois principales modifications physiologique de la respiration par rapport à l'état de veille : la ventilation, l'activité musculaire et la chémosensibilité.

- La ventilation au cours de sommeil va diminuer (12) car le volume courant diminue (du au besoin moins important en oxygène). Cette diminution est due à la perte du stimulus d'éveil. Cela crée une hypoventilation physiologique, avec une augmentation modérée de la pression partielle en CO_2 malgré la baisse du métabolisme. Cette hypoventilation diminue la pression sur les voies aériennes supérieures et entraine donc la diminution de la taille du pharynx.

- L'activité musculaire va elle aussi être modifiée par la perte de ce stimulus d'éveil. En effet lors du sommeil l'activité musculaire va baisser, donc les résistances des voies aériennes supérieures au passage de l'air vont augmenter. Ce phénomène est encore plus aggravé lors du sommeil paradoxal ou il existe une atonie musculaire. Il faut noter à ce propos les effets délétères de l'alcool et de certains médicaments, comme les benzodiazépines, qui dépriment l'activité des muscles pharyngés et qui possèdent des propriétés hypnotiques.

- La chémosensibilité dépend de la pression partielle en oxygène. Quand l'hypoxie devient trop importante, les chémorécepteurs sont activés et la ventilation est augmentée. Lors du sommeil, et tout particulierement lors du sommeil lent profond et du sommeil paradoxal, la chémosensibilité est abaissée. La réponse ventilatoire est donc plus tardive qu'a l'éveil.

III.2.2 - Variabilité intersexe

Aux trois modifications physiologiques observées lors du sommeil, vont s'ajouter des variabilités anatomiques intersexes :

- Les hommes ont des voies aériennes plus larges que les femmes en position assise mais pas en décubitus dorsal : 1.8+0.1 vs 1.6+0.1 en position assise et 1.3+0.1vs 1.3+0.1 en position couchée (13).
- Les hommes ont plus de tissus mous que les femmes au niveau du squelette facial (14).
- Les voies aériennes supérieures des hommes sont plus collabables que celles des femmes : Brooks (15) a montré que la variation de section pharyngée au volume résiduel était de 0.6 +/- 0.1 pour les hommes et de 0.1+/- 0.1 pour les femmes.

III.2.3 – Variabilité entre sujets sains et apnéiques

A l'éveil, Leiter JC. (16) a mis en évidence que la forme des voies aériennes supérieures est différente entre les sujets sains et apnéiques. Les sujets sains ont un diamètre transversal supérieur au diamètre antéropostérieur, alors que les apnéiques ont un diamètre antéropostérieur équivalent voir plus important que le diamètre transversal. L'activité musculaire dilatatrice est maximale dans l'axe antéropostérieur. La compliance est maximale dans l'axe transversal et explique que les sujets apnéiques ont une capacité d'ouverture de leurs voies aériennes supérieures diminuée.

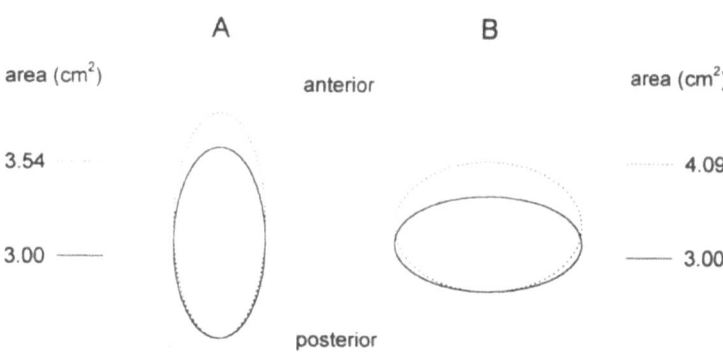

Figure 3 : Forme des voies aériennes supérieures chez le sujet chez le sujet apnéique (A) et chez le sujet sain (B)

Schwab et coll. (17) ont montré que la variation de pression au niveau des voies aériennes supérieures était plus importante chez les apnéiques que chez les sujets sains, ce qui confirme la diminution de la compliance chez les apnéiques. Ces résultats montrent aussi que la section en fin d'expiration est supérieure à la section en début d'inspiration chez les patients sains, alors que chez les patients apnéiques la section en fin d'expiration est inférieure à la section en début d'inspiration, ce qui favorise le collapsus.

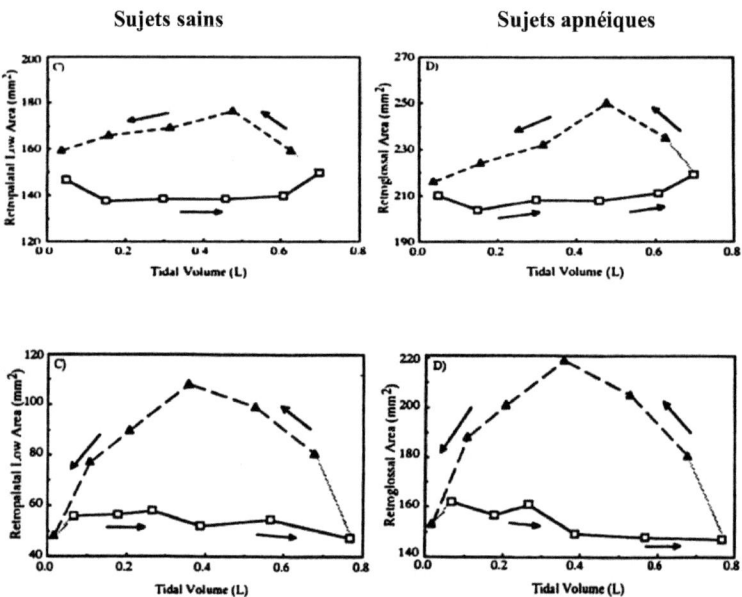

Figure 4 : Rapport entre la surface rétropalatine ou rétrolinguale et le volume courant chez des patients normaux et chez des patients apnéiques

Chez les patients obèses ou en surpoids, l'augmentation de l'épaisseur des parois pharyngées par des dépôts graisseux aggrave ces phénomènes. Les anomalies morphologiques comme la rétrognathie, la brachygnathie et l'hypertrophie de la base de la langue, favorisent aussi ces effets.

IV - Conséquences physiopathologiques du syndrome d'apnée obstructif du sommeil

Le SAOS est au sein d'un système complexe d'interactions. Il peut être favorisé par certaine pathologie, comme nous l'avons vu précédemment, mais entraine aussi des modifications à plusieurs niveaux.

IV.1 Conséquences sur l'organisme

IV.1.1 - La tension artérielle

La tension artérielle est en partie contrôlée par le système sympathique (qui tend à l'augmenter) et le système parasympathique (qui tend à la diminuer). Lors du sommeil le système parasympathique augmente et le système sympathique diminue ce qui entraine, chez les sujets sains, une baisse de la tension artérielle. Nous avons vu précédemment que dans le SAOS, le sommeil était fragmenté. Cette fragmentation entraine une activation du système sympathique, est donc une absence de diminution voir une hausse de la tension artérielle nocturne. La privation chronique de sommeil un effet similaire sur la tension artérielle (conséquence du SAOS) (18).

Près de 40% des patients présentant une hypertension artérielle ont un SAOS (19). Ce chiffre passe à 80% lorsqu'il s'agit de patients traités par 3 ou 4 antihypertenseurs (20).

Le traitement du SAOS permet donc d'éviter cette hausse de la tension artérielle, de diminuer le nombre d'antihypertenseur administré au patient, mais ne permet pas de la traiter suffisamment. (21)

IV.1.2 - Cardiovasculaire

Il reconnu que le rapport : épaisseur de l'intima / épaisseur de la media de la carotide interne est un marqueur préclinique d'athérome (intima-media thickness (IMT)). Baguet et al.(22) ont montré que chez 30% des patients porteur de SAOS, sans maladie cardiovasculaire, réalisant des désaturations nocturnes < 92%, l'IMT augmentait de 0,8 mm. Le SAOS est donc un facteur de risque de développement de plaque athéromateuse et de ses conséquences.

Il y a cinq fois plus de risque de développer une maladie coronarienne quand on souffre du syndrome d'apnée du sommeil (23).

IV.1.3 - Accident vasculaire cérébral

Yaggi et coll. (24) ont démontré que les patients porteurs d'un SAOS, ont de 1,97 à 2,24 fois plus de risques de présenter un accident vasculaire cérébral entrainant ou non la mort.
Parra et al. (25) ont montré que chez des patients ayant présenté un premier accident vasculaire cérébral ou un premier accident ischémique transitoire cérébrale, 71,4% présentait un IAH > 10 et 28% présentait un IAH >30.

IV.1.4 - Insuffisance cardiaque

Lors d'une apnée, le volume télésystolique ventriculaire gauche augmente progressivement à chaque cycle cardiaque, ce qui entraine une diminution de la fraction d'éjection. La fin de l'apnée permet un retour à la normale. Les apnées répétées dans le temps peuvent alors être à l'origine de certaines défaillances cardiaques gauches.
L'inspiration contre résistance entraîne des chutes brutales et répétées de la pression intrathoracique entraînant une augmentation de la post charge du ventricule gauche. Cette augmentation de post-charge survient simultanément avec l'hypoxémie, entrainant des hypertrophies ventriculaire gauche compensatrice sans hypertension systémique ainsi qu'une augmentation de la consommation de dioxygène. L'ensemble de ces phénomènes entrainent, avec le temps, des dysfonctions ventriculaires gauche (26). Ces dépressions intrathoraciques, associées au hypercapnies, lors des apnées, engendrent une augmentation de la post charge

du ventricule droit, augementtant la consommation en dioxygène de celui-ci, entrainnant les dysfonctions venticulaires droite à moyen et long terme. Les hommes présentant des IAH>10 ont 58% de chance de développer une insuffisance cardiaque que ceux présentant un IAH< 5 (27).

IV.1.5 – Nycturie

Les patients souffrant de SAOS présentent souvent une nycturie (miction nocturne complète pouvant être répétées 2 à 3 fois par nuit, sans pollakiurie). Celle-ci est due à la sécrétion de facteur natriurétique auriculaire, provoqué par les apnées, la dépression thoracique ainsi que l'augmentation de la pression artérielle. A court terme la régulation de l'élévation de la tension artérielle est nerveuse : le système sympathique à des actions vasculaires et cardiaques. A moye terme la régulation est humorale, par le système rénine-angiotensine-aldostérone. A long terme la régulation de la tension artérielle est rénale avec le contrôle de la volémie (aldostérone, facteur natriurétique auriculaire et hormone anti-diurétique). Une augmentation de la pression artérielle entraine une excrétion hydrosodée, diminuant la volémie et la pression artérielle, déclenchant la nycturie.

IV.1.6 - Le syndrome métabolique

Le syndrome métabolique est défini par l'organisation mondiale de la santé par : la présence d'au moins 3 des 5 facteurs suivants :
- Glycémie à jeun ≥ 1.1 g/L
- Obésité abdominale > 102 pour les hommes et > 88 cm pour les femmes
- Triglycérides ≥ 1.5 g/L
- HDL-cholestérol < 0.4/0.5 g/L
- Pression artérielle ≥ 130/85 mm Hg

Le syndrome métabolique prédispose au diabète de type 2 et à l'athérosclérose.
Kahn et coll. (28) ont prouvé que la prévalence du syndrome métabolique est plus élevée de 15 % à 20 % au cours du SAOS que dans la population générale.
ChinK et coll. (29) ont prouvé que le SAOS était 7,8 fois plus fréquent chez les patients avec un syndrome métabolique.

IV.1.7 - Diabète et insulinorésistance

Spiegel et coll. (30) ont observé que la privation de sommeil chronique (une des conséquences du SAOS) entraine une diminution de la tolérance au glucose et une insulinorésistance.
L'hypoxie entraine elle aussi une insulinorésticance, et ce d'autant plus que l'hypoxie se chronicise.
Chez le diabète de type 2, la prévalence du SAOS léger est de 34%, de 19% pour un SAOS modéré et de 10% pour un SAOS sévère (31).

IV.1.8 - Obésité

Nous avons vu que la distribution excessive de graisse au niveau des structures pharyngiennes était un élément favorisant anatomique de l'apparition du SAOS.
Vgontzas et al. (32) ont montré en 2005 que le SAOS a un effet spécifique sur la distribution de la graisse viscérale : plus l'IAH du SAOS est élevé, et plus la graisse viscérale est importante. Plusieurs équipes ont montré que lorsque la graisse viscérale était retrouvée en quantité plus importante (obésité), il existait une hypoxie du tissu adipeux (33) qui entraînait une insulinorésistance et une résistance à la leptine « cérébrale » (hormone stimulant les centres respiratoires cérébraux). Le tout favorisant le diabète (34).

Certain obèses présentent le « syndrome d'obésité hypoventilation » : ce syndrome est défini par : un index de masse corporelle > 30 kg/m^2 et une pression partielle en dioxyde de carbone diurne > 45 mmHg (hypercapnie) sans autre cause identifiée d'hypoventilation diurne.
Mokhlesi B et al. (35) retrouve que 90% des obèses présentant un syndrome d'obésité hypoventilation ont un SAOS.
Cette hypoventilation est présente chez tous les obèses. Le travail respiratoire chez un obèse est augmenté pour compenser la diminution des volumes pulmonaires, ce qui entraine une diminution de la pression partielle en oxygène et une augmentation de la pression partielle en dioxyde de carbone diurne. Les obèses présentant un SAOS, réalisent par définition des apnées. Or, lorsque la durée d'hyperventilation post-apnée devient inferieure à la durée de l'apnée, il y a accumulation de dioxyde de carbone, qui augmente encore la pression partielle en dioxyde carbone et qui aggrave l'hypercapnie. (36, 37)

Ce syndrome d'obésité hypoventilation n'est pas sans conséquence puisque Nowbar et al. (38) retrouvent que la probabilité de survie à 18 mois, des patients requérant une ventilation mécanique, passe de 81% pour les obèses simples à 77 % pour les obèses présentant le syndrome obésité hypoventilation. La prévalence du syndrome obésité-hypoventilation est de 13% chez les obèses (35).

IV.1.9 - Syndrome dépressif

Ohayon MM et al. (39) a montré en 2003 que 18% des patients dépressifs majeurs ont un SAOS et que 17,6% des patients ayant un SAOS on un syndrome dépressif majeur. Le risque de présenter un syndrome dépressif majeur est 5,26 fois plus important dans le SAOS et cela indépendamment de la qualité subjective du sommeil (40). La dépression peut être rechercher avec plusieurs échelles : HAD (Hospital anxiety and dépression scale), PICHOT, MADRS (Montgomery and asberg depression rating scale).

IV.2 - Conséquences sur les accidents de la voie publique

Dans la population générale la somnolence au volant serait responsable de 20 à 25 % des accidents de la voie publique.(41)
Ypoung et al. (42) ont montré que les patients porteurs d'un SAOS avec un IAH > 5 avaient un risque plus élevé d'avoir un accident de la voie publique dans les 5 ans que les patients sans SAOS.
Mazza S. et al. (43) ont prouvé que les patients avec un SAOS présentaient, lors de la conduite, un temps de réaction plus important que les témoins, multipliant par deux le nombre de collision. Apres traitement du SAOS les patients retrouvaient un temps de réaction normale.

Un accident de la voie publique sur cinq est du à une somnolence excessive (44)
Un patient apnéique non traité présente 6 à 7 fois plus de risques d'avoir un accident de la route. (42, 46)

Une étude américaine réalisée sur une année par Sassani et al. (47), montre que le traitement du SAOS permettrait de sauver de nombreuses vies (420 morts vs 1400) et permettrait de réduire les couts (3,18 milliards de dollars, traitement du SAOS inclus vs 11,1 milliards de dollars).

L'arrêté du 21 décembre 2005 fixe la liste des affections médicales incompatibles avec l'obtention, le maintien du permis de conduire, ou pouvant donner lieu à la délivrance de permis de conduire de durée de validité limitée, dont fait partie le syndrome des apnées du sommeil (version consolidée au 15 septembre 2010).

Il apparaît selon ces statistiques, que le SAOS est donc impliqué dans de nombreux accidents de la route. Cependant le SAOS est probablement aussi responsable de nombreux accidents de travail et domestiques.

V- Les signes cliniques évocateurs du syndrome d'apnée obstructif du sommeil

Le syndrome d'apnée obstructif du sommeil doit être évoqué devant certains signes cliniques diurnes ou nocturnes :

V.1 - Les signes diurnes

Les signes diurnes évocateurs sont :
- La somnolence (due à une déstructuration du sommeil et une disparition des phases de sommeil profond). Elle se manifeste au cours de la journée, sous forme d'une simple sensation de fatigue, ou à des endormissements intempestifs et quelquefois incoercibles survenant dans des circonstances parfois dangereuses (en voiture par exemple).
- Les céphalées matinales.
- La sensation de sommeil non réparateur.

- Des troubles cognitifs : au niveau mnésique et concentration.
- Des troubles du comportement : irritabilité, agressivité, hallucinations.
- Un syndrome dépressif.
- Des troubles de la libido : l'impuissance.

V.2 - Les signes nocturnes

Les signes nocturnes évocateurs sont :
- Les ronflements : la prévalence est estimée à 60 % chez les hommes et 40 % chez les femmes (8). On observe une augmentation de la prévalence chez les deux sexes après 35 ans, mais une diminution de celle ci chez l'homme après 65 ans. On rappelle ici que le ronflement est due à la mise en vibration d'une ou de plusieurs parties molles du pharynx (luette, voile du palais, muqueuse pharyngée, ou amygdale), expliquant les différentes sonorités et intensités. Mais attention, tout ronfleur n'est pas apnéique !
- Les apnées : elles ne sont pas toujours perçues par le patient, mais présentent une source d'inquiétude pour le conjoint. Elles peuvent être responsables de réveils en sursaut avec une sensation d'étouffement.
- La nycturie.
- L'hypersialorrhée.
- Le somnambulisme.
- Les sueurs nocturnes.
- Les mouvements du corps : ils doivent aussi faire évoquer les diagnostics différentiels.
- L'énurésie.

VI - Les facteurs de risque du SAOS

Les facteurs de risque du SAOS sont :

- L'âge :
La plus part des études montrent que la prévalence du SAOS augmente avec l'âge. (8,47, 48).

- Le sexe :

La prévalence du SAOS est plus importante chez l'homme (4%) que chez la femme (2%) (8, 47, 48), probablement influencée par les différences anatomiques vu précédemment (taille des voies aériennes supérieures, la proportion des tissus mous par rapport au squelette facial, la collabsibilité).

- La ménopause chez la femme :

Bixler et al. (48) ont montré que le SAOS est peu fréquent chez les femmes pré-ménopausée mais que sa prévalence augmente après la ménopause. La progestérone aurait un rôle de stimulant respiratoire, pouvant augmenter le tonus des muscles des voies aériennes supérieures. A la ménopause, il existe une diminution de la sécrétion de progestérone. Celle ci entraînerait une diminution de la stimulation du tonus musculaire des voies aériennes supérieures, expliquant l'augmentation de la prévalence du SAOS en post-ménopause. Cette hypothèse semble se confirmer, puisque les femmes traitées par substitution hormonale à la ménopause, ont une prévalence inferieure à celles non substituées (48).

- L'obésité :

Nous avons vu comment la répartition des graisses pouvait influencer l'apparition d'un SAOS, mais tout obèse ne sera pas apnéique.
Par une étude de cohorte sur une population caucasienne d'âge moyen, Young et al. (8) ont montré que l'augmentation de l'IMC entrainait une augmentation de la prévalence du SAOS.

- L'alcool :

Milter et al. (50) et Scanlan et al. (51) ont montré que la prise d'alcool proche du coucher augmente significativement le nombre d'apnée et d'hypopnée. En effet l'alcool présente des effets secondaires de type hypnotique et hypotonique entrainant des troubles du sommeil et des diminutions du tonus musculaire, favorisant le risque d'apparition du SAOS.

- Le tabac :

Le tabac est un facteur irritatif des muqueuses respiratoires. Il est à l'origine d'inflammation des voies aériennes et de trouble du sommeil. Les fumeurs réguliers ont une prévalence accrue pour le SAOS comparé aux sujets n'ayant jamais fumé (52).

VII - Examen clinique lors de la suspicion de syndrome obstructif d'apnée du sommeil

VII.1 - Interrogatoire

Lors de la suspicion d'un SAOS il est nécessaire pour l'ORL de réaliser un examen clinique orienté :
- Le motif de la consultation.
- La profession.
- Les antécédents familiaux : de pathologie du sommeil, de SAOS, la morphologie faciale.
- Les antécédents personnels médicaux et chirurgicaux. Au niveau ORL ont recheche : une amygdalectomie, une uvulopharyngoplastie, une cautérisation de cornet, une chirurgie maxillaire ou sinusienne.

- Le traitement actuel : prise de somnifère, benzodiazépine ou myorelaxant.
- La consommation de tabac : depuis quel âge et la quantité de celle-ci.
- La consommation d'alcool : la quantité, et la fréquence de celle-ci.

Rechercher les habitudes du sommeil :
- En période d'activité et de repos : l'heure du coucher et l'heure du lever.
- Les horaires de travails.
- Les difficultés d'endormissement.
- La présence de ronflements (le plus souvent signalés par le conjoint, ou les ami(e)s), l'âge de début des ronflements, et l'influence de la position.
- La présence d'apnée pendant le sommeil.
- La sensation d'obstruction nasale : permanente, intermittente, bilatérale, unilatérale.
- La présence d'un écoulement nasal : permanent ou saisonnier.
- Les réveils nocturnes.
- La polyurie nocturne.
- La sensation de sommeil non réparateur.
- Les céphalées matinales.

Les symptômes ou pathologie évoquant des diagnostics différentiels doivent être recherchés :
- La présence de paresthésie dans les membres inferieures nécessitant une mobilisation des membres inférieurs. (Syndrome des jambes sans repos)
- La présence d'hallucinations avant l'endormissement.
- Rechercher un retard de phase ou une avance de phase par un agenda du sommeil.
- La narco-cataplexie.

Les signes clinques diurnes et nocturnes du SAOS vus précédemment.

Une évaluation de la somnolence est indispensable. Plusieurs tests sont disponibles :
- Le score d'Epworth : le plus usité. Le patient doit coter son risque d'endormissement de 0 à 3 lors de 8 situations. Le total est sur 24. Il est pathologique si il est supérieur à 10.
- Le score de Berlin : plus difficile pour le patient, et parfois trompeur (les réponses évoquant le SAOS sont parfois surlignées ou encadrées et peuvent induire des biais)

VII.2 - Examen clinique

VII.2.1 - Examen global

Lors de l'examen clinique il sera recherché :
- Le poids, la taille et le calcul de l'index de masse corporelle (IMC)

$$IMC = \frac{masse}{taille^2}$$

- La morphologie de la face et de la base osseuse : une rétromaxillie, une rétrognathie, une face longue, courte, plate ou ronde.

VII.2.2 - Examen de l'articulation temporomandibulaire

Pour l'articulation mandibulaire : on recherchera un craquement, un claquement, une luxation. On évaluera la taille de l'ouverture buccale, la propulsion mandibulaire, et l'éventuelle latérodéviation mandibulaire lors de la propulsion.

VII.2.3 - Examen rhino-sinusien

- Le médecin réalisera un examen rhino-sinusien complet avec une inspection, une rhinoscopie antérieure et une nasofibroscopie :
  - La valve nasale : la symétrie, l'ouverture, l'affaissement, la manœuvre de Cottle.
  - La cloison nasale : la déviation droite, gauche, bilatérale, un éperon nasal, une perforation.
  - Une rhinorrhée : claire ou purulente.
  - Une rhinite : aigue ou chronique.
  - Des cornets : une hypertrophie
  - La nasofybroscopie : un examen des fosses nasales et du cavum (il faut rechercher une lésion obstructive)

VII.2.4 - Examen de la cavité buccale et pharyngée

Le médecin réalisera un examen de la cavité buccale et pharyngée :
Au niveau dentaire il sera recherché :
- la classe dentaire d'Angle (I-II1-II2-III).

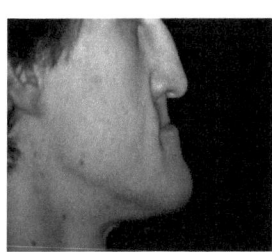   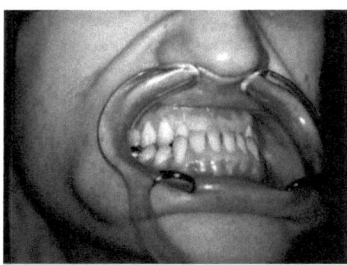

Photo 1 : Profil d'un classe III   Photo 2 : Classe III dentaire

- les dents manquantes, une prothèse amovible partielle ou complète, supérieure ou inférieure.
- une couronne, un bridge, un implant (les implants dentaires ont un encrage osseux, permettent une très bonne rétention des orthèses d'avancée mandibulaire sans mobilité dentaire).
- une parodontopathies (mis à nu de l'email radiculaire, et résorption osseuse radiculaire).
- des foyers infectieux : des carries, des abcès.
- des signes de bruxisme.

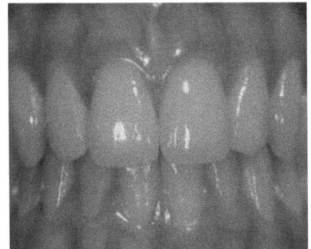
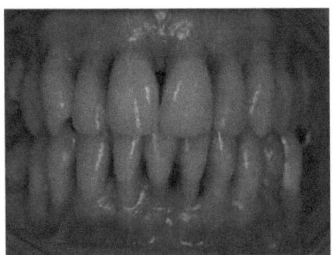

Photo 3 : Absence de parodontopahtie   Photo 4 : Parodontopathie

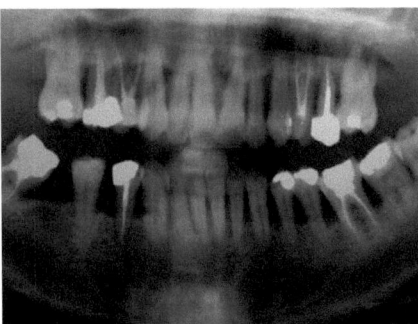
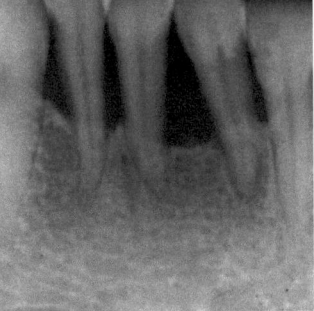

Photo 5 : Orthopantomogramme montrant la résorption osseuse sur parodontopathie

Au niveau de la langue il sera recherché :
- une macroglossie vraie, relative ou induite (la macroglossie induite est très fréquemment retrouvée lorsque le patient a eu une prise charge orthodontique avec extraction des prémolaires)
- la position et le volume de la base de langue.

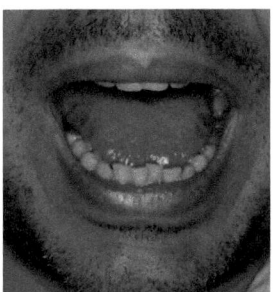

Photo 6 : Macroglossie relative

Au niveau des amygdales il sera recherché :
- le volume amygdalien avec le score de Friedman de 1 à 4 (4 étant le plus volumineux).

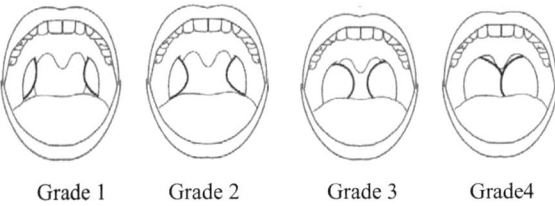

Grade 1   Grade 2   Grade 3   Grade4

Figure 5 : Score de Friedman

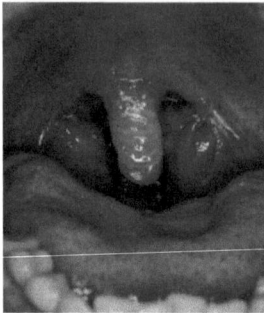

Photo 7 : Hypertrophie amygdalienne (Friedman grade 3)

Au niveau du voile du palais il sera recherché : un voile court ou long, une luette courte ou longue.
Le score de Mallampati sera indiqué, et gradué de 1 à 4.

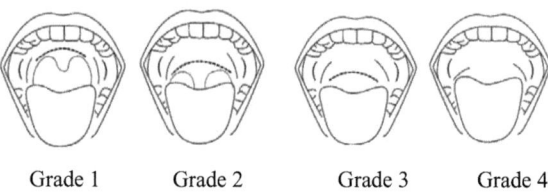

Grade 1   Grade 2   Grade 3   Grade 4

Figure 6 : Score de Mallampati

On recherchera la présence de contracture des ptérygoïdiens latéraux et médians, et l'on mesurera la taille du tour de cou.

Une nasofibroscopie sera pratiquée à la recherche:
- d'une hypertrophie, des cornets ou des végétations adénoïdiennes.
- d'une obstruction éventuelle du cavum.
- d'un rétrécissement rétrovellaire : inferieur à 1 cm.
- d'un rétrécissement rétrobasilingual.

On réalisera la manœuvre de Muller (Valsalva inversé : occlusion buccale en inspiration, nez pince sur le fibroscope) en position assise et couchée. Elle permet dévaluer la localisation du site obstructif (véloamygdalien ou rétrobasilingual)

- On évaluera l'ouverture de l'espace retrobasilingual en position assise et couché lors de la propulsion mandibulaire ou linguale.

VII.2.5 - Pathologie(s) associée(s)

Le SAOS étant en relation avec de nombreuses autres pathologies, il est nécessaire de réaliser un examen clinique global, permettant d'orienter le patient vers d'autres examens complémentaires et d'autres avis spécialisés éventuels :

- un bilan cognitif.
- un bilan fonctionnel respiratoire : si le patient est tabagique, obèse ou s'il y a une suspicion de BPCO : il est recommandé de proposer une exploration fonctionnel respiratoire.
- un bilan cardiologique : en cas d'hypertension artérielle, de trouble du rythme, d'accidents vasculaire cérébraux, ou de pathologie coronaire.
- En cas de suspicion de trouble métabolique : réalisation d'une glycémie à jeun, un dosage des triglycérides, et du cholestérol HDL et LDL.

Le groupe sommeil de la société française d'ORL à rédigé, et mis à disposition des médecins sur le site de la SFOR, un examen clinique type et un questionnaire ronflement et qualité du sommeil.

VIII. Examens complémentaires pour le dépistage et le diagnostic du syndrome d'apnée obstructif du sommeil.

Le diagnostic de SAOS repose sur des preuves objectives. Nous allons voir les examens permettant d'aider ou de diagnostiquer un SAOS :

VIII.1 - Les examens permettant d'évaluer l'attention

L'attention est un processus multiple d'association de :
- la vigilance : qui est le maintien d'un niveau de traitement en condition de faible stimulation.
- l'attention sélective : correspond à la sélection d'information pertinente.
- l'attention soutenue : correspond au maintien des performances dans le temps avec une forte stimulation.
- l'attention divisée : correspond au partage de l'attention sur plusieurs tâches réalisées simultanément.

VIII.1.1 - Evaluation subjective de la vigilance

L'évaluation subjective de la vigilance peut se faire par :

- Auto-questionnaires : c'est la quantification de l'appréciation que le sujet a de sa vigilance. Nous présentons trois de ces questionnaires :
        - Le score d'Epworth
        - L'échelle de somnolence de Stanford
        - Le questionnaire de Berlin

➢ Echelle de somnolence d'Epworth (Johns, 1991) : Score > 10 signifie la présence d'une somnolence

Echelle d'Epworth pour l'évaluation de la somnolence

Dans les 8 circonstances suivantes, avez-vous un risque de vous endormir dans la journée ?
- si ce risque est inexistant, cochez 0
- si ce risque est minime, cochez 1
- si ce risque est modéré, cochez 2
- si ce risque est important, cochez 3

exemple : si le risque de vous endormir "assis en lisant un livre ou le journal" est modéré cochez : 2

1. Assis en lisant un livre ou le journal	0 ☐ 1 ☐ 2 ☐ 3 ☐
2. En regardant la télévision	0 ☐ 1 ☐ 2 ☐ 3 ☐
3. Assis, inactif, dans un lieu public (cinéma, théâtre, salle d'attente)	0 ☐ 1 ☐ 2 ☐ 3 ☐
4. Si vous êtes passager d'une voiture pour un trajet d'une heure	0 ☐ 1 ☐ 2 ☐ 3 ☐
5. En étant allongé après le repas de midi lorsque les circonstances le permettent	0 ☐ 1 ☐ 2 ☐ 3 ☐
6. En étant assis, en parlant avec quelqu'un	0 ☐ 1 ☐ 2 ☐ 3 ☐
7. En étant assis, après un repas sans boisson alcoolisée	0 ☐ 1 ☐ 2 ☐ 3 ☐
8. En étant au volant de la voiture, au cours d'un arrêt de la circulation de quelques minutes	0 ☐ 1 ☐ 2 ☐ 3 ☐

Total :

Figure 7 : Echelle d'Epworth

➢ Echelle de somnolence de Stanford (Hoddes et coll., 1973)

On demande au patient d'évaluer sa somnolence à quatre périodes de la journée allant de 1 (sensation d'être actif, vif, alerte, pleinement éveillé) à X (endormi)

Echelle de somnolence de Stanford	
Degrés de somnolence	Score
Sensation d'être actif, vif, alerte, pleinement éveillé	1
Fonctionne à haut niveau mais pas au maximum, capable de concentration	2
Éveillé, détendu, attentif, mais pas complètement alerte	3
Un peu fatigué, démotivé	4
Fatigué, perte d'intérêt, ralenti	5
Endormi, somnolent, luttant contre le sommeil, préfèrerait se coucher	6
Ne lutte plus contre le sommeil, endormissement proche, rêve	7
Endormi (si vous avez dormi à un quelconque moment de la période, cotez x)	X

Période	Score
7h00 - 10h00	
10h00 13h00	
13h00 - 16h00	
16h00 - 19h00	

Figure 8 : Echelle de somnolence de Stanford

➢ Questionnaire de Berlin (Netzer et al. 1999)
Le questionnaire comprend trois catégories relatives au risque d'apnée du sommeil. Les patients seront classés en fonction de leurs réponses comme étant à faible ou haut risque.

Risquez-vous de faire des apnées du sommeil ?

Ce risque augmente avec l'âge et si vous êtes un homme

Répondez au Questionnaire de Berlin : évaluation du sommeil

Complétez votre taille_____ votre poids_____ votre âge_____ votre sexe_____

Catégorie 1

1. Est-ce que vous ronflez ?
   - oui
   - non
   - je ne sais pas

Si vous ronflez ?
2. Votre ronflement est-il ?
   - Légèrement plus bruyant que votre respiration
   - aussi bruyant que votre voix lorsque vous parlez
   - plus bruyant que votre voix lorsque vous parlez
   - très bruyant, on vous entend dans les chambres voisines

3. Combien de fois ronflez vous ?
   - Presque toutes les nuits
   - 3 à 4 nuits par semaine
   - 1 à 2 nuits par semaine
   - 1 à 2 nuits par mois
   - jamais ou presque aucune nuit

4. Votre ronflement a-t-il déjà dérangé quelqu'un d'autre ?
   - oui
   - non

5. A-t-on déjà remarqué que vous cessiez de respirer durant votre sommeil ?
   - Presque toutes les nuits
   - 3 à 4 nuits par semaine
   - 1 à 2 nuits par semaine
   - 1 à 2 nuits par mois
   - jamais ou presque aucune nuit

Catégorie 2

6. Combien de fois vous arrive-t-il de vous sentir fatigué ou las après votre nuit de sommeil ?
   - Presque tous les matins
   - 3 à 4 matins par semaine
   - 1 à 2 matins par semaine
   - 1 à 2 matins par mois
   - jamais ou presque jamais

7. Vous sentez-vous fatigué, las ou peu en forme durant votre période d'éveil ?
   - Presque toutes les jours
   - 3 à 4 jours par semaine
   - 1 à 2 jours par semaine
   - 1 à 2 jours par mois
   - jamais ou presque jamais

8. Vous est-il arrivé de vous assoupir ou de vous endormir au volant de votre véhicule ?
   - oui
   - non

Si oui, à quelle fréquence cela vous arrive-t-il ?
   - Presque tous les jours
   - 3 à 4 jours par semaine
   - 1 à 2 jours par semaine
   - 1 à 2 jours par mois
   - jamais ou presque jamais

Catégorie 3

9. Souffrez-vous d'hypertension artérielle ?
   - oui
   - non
   - je ne sais pas

INDICE IMC = _____ (voir tableau)

Evaluation des Questions :
n'importe quelle réponse à l'intérieur d'un cadre est une réponse positive

Evaluation des Catégories :
La catégorie 1 est positive avec au moins 2 réponses positives aux question 1 à 5
La catégorie 2 est positive avec au moins 2 réponses positives aux question 6 à 8
La catégorie 3 est positive avec au moins 1 réponse positive et/ou un IMC > 30

Résultat final

Au moins 2 catégories positives indiquent une forte probabilité d'apnée du sommeil

Figure 9 : Questionnaire de Berlin

VIII.1.2 - Evaluation objective de la vigilance

L'évaluation objective de la vigilance peut se faire par plusieurs tests.

A - Test Itératif de Latence à l'Endormissement

Le TILE ou MSLT est le Test Itératif de Latence à l'Endormissement ou Multiple Sleep Latency Test (Carskadon,1986). Ce test objective le temps d'endormissement du sujet.
Il se déroule de la façon suivante : le patient est alité, lumières éteintes, les consignes sont : « allongez-vous calmement, fermez les yeux et essayez de dormir». La durée du test est de 20 minutes. Le test est répété 4 à 5 fois par jour (toutes les 2 heures, et 1h30 après le réveil). Le test s'arrête après 15 minutes de sommeil.
Une latence moyenne d'endormissement inférieure à 8 minutes est anormale (sensibilité 94,5%, spécificité 73,3%), et une latence inférieure à 5 minutes est franchement pathologique. La présence de sommeil paradoxal à plus d'un test est anormale.

B - Test de maintien de l'éveil

Le TME : Test de maintien de l'éveil (Mitler, 1982). Ce test objective la résistance à l'endormissement.
Il se déroule de la façon suivante : le patient est alité, lumières éteintes, les consignes sont « restez éveillé le plus longtemps possible, en regardant devant soi, sans utiliser de recours particulier pour se maintenir éveillé ». Le test dure vingt minutes ou quarante minutes. Il est répété quatre à six fois par jour (toutes les deux heures).
Le test est pathologique si l'on observe trois périodes consécutives de stade 1 de sommeil ou 1 période d'un autre stade.

C - Le OSleR test

Le OSleR test (oxford sleep resistance test). Ce test objective la résistance à l'endormissement. Il se déroule en position semi couché, la consigne est « appuyez sur le bouton à chaque fois que la lumière apparait ». Il dure 40 minutes, la lumière est émise par une diode qui apparaît toutes les 3 secondes et dure 1 seconde. Le test est répété 4 à 5 fois par jour (toutes les 2 heures). Le test est pathologique et s'arrête après 7 stimulations sans réponse (soit 21 secondes).

Mazza et al. en 2006 (43) ont montré que les sujets porteurs d'un SAOS par rapport au sujets contrôlés s'endorment plus tôt (moyenne de 29min vs absence d'endormissement), qu'ils ont un pourcentage d'erreur plus important tout au long du test (5,4% vs 0,4%), avec un profil d'erreur spécifique (prévalence élevée de trois à six erreurs consécutives).

VIII.2 - Les enregistrements nocturnes

VIII.2.1 - Généralités

L'enregistrement nocturne doit être réalisé et analysé par un personnel médical ou paramédical formé à ces techniques. La validation de l'examen incombe à un médecin formé et doit être confrontée à l'évaluation clinique. Les systèmes d'enregistrement sont classés suivant le nombre de capteurs et les conditions d'enregistrement :
- Type I : une polysomnographie au laboratoire surveillée par du personnel formé avec au moins sept signaux : électroencéphalogramme, électrooculogramme, électromyogramme mentonnier, débits aériens nasobuccaux, les efforts respiratoires, un électrocardiogramme, une oxymétrie plus ou moins associée à un électromyogramme des jambiers, la position, le ronflement.
- Type II : une polysomnographie en condition non surveillée avec au moins sept signaux.
- Type III : une polygraphie ventilatoire avec au moins quatre signaux : les débits aériens nasobuccaux plus un signal de mouvements respiratoires ou deux signaux de mouvements

respiratoires, une oxymétrie et une fréquence cardiaque ou un électrocardiogramme.
- Type IV : un ou deux signaux respiratoires le plus souvent oxymétrie et/ou débits aériens.

VIII.2.2 - L'oxymétrie nocturne

L'oxymétrie nocturne (type IV) est un examen qui consiste à enregistrer la saturation du patient sur l'ensemble de la nuit.
En cas de désaturations, répétées « en dents de scie », et en fonction de leur importance, l'oxymétrie peut faire évoquer le diagnostic de SAOS, mais ne permet pas de faire le diagnostic (10).
Une oxymétrie nocturne normale, ne permet pas d'écarter le SAOS.
Cet examen ne permet donc pas non plus, a lui seul, de poser le diagnoctic et donc de proposer un traitement.
Une oxymétrie peut être proposée en première intention en cas de présomption clinique de SAOS pour permettre un accès prioritaire aux moyens diagnostiques et thérapeutiques. En cas de résultat discordant, il est recommandé de réaliser une polygraphie ventilatoire ou une polysomnographie (10).

VIII.2.3 - La polysomnographie au laboratoire du sommeil

La polysomnographie au laboratoire du sommeil (type I) est l'examen de référence pour le diagnostic du SAOS (10). Cependant, il s'agit d'un examen coûteux et consommateur de temps. Elle permet de mesurer plusieurs variables physiologiques grâce à :
- une électroencéphalogramme (EEG) : qui mesure l'activité cérébrale.
- un électromyogramme (EMG) : qui enregistre l'activité musculaire mentonnière et qui peut être aussi utiliser pour observer le mouvement des jambes (muscle tibiaux antérieurs).
- un électroocculogramme (EOG) : qui mesure l'activité musculaire palpébrale et oculaire.
- un électrocardiogramme (ECG) : qui permet de mesurer l'activité électrique cardiaque.
- des sangles abdominales et thoraciques permettant de mesurer les mouvements respectifs lors de la respiration.
- un saturomètre qui permet de connaître la saturation sanguine en oxygène.
- un capteur nasobuccal qui permet l'analyse du flux aérien.
- un capteur de son qui permet d'analyser le ronflement.

- un capteur de position qui précise la position du patient pendant son sommeil. L'examen nous permet donc d'obtenir de multiples informations pendant le sommeil, qui permettent de mettre en évidence le SAOS, mais aussi la plupart des diagnostics différentiels (apnées centrales, apnées mixtes, la respiration de Cheynes Sokes, le syndrome hypoventilation-hypoxémie nocturne, de confirmer l'Overlap syndrome (si la BPCO est déjà prouvée), le syndrome des jambes sans repos, la narcolepsie, l'hypersomnie idiopathique, l'insomnie, et les parasomnies. L'utilisation exclusive des résultats de l'analyse automatique n'est pas recommandée (10).

VIII.2.4 - La polygraphie ambulatoire

Il est possible d'établir le diagnostic de SAOS en réalisant une polygraphie ventilatoire ambulatoire, en condition non surveillée, à domicile chez des patients sélectionnés. Elle est fréquemment utilisée par les ORL et certains pneumologues.

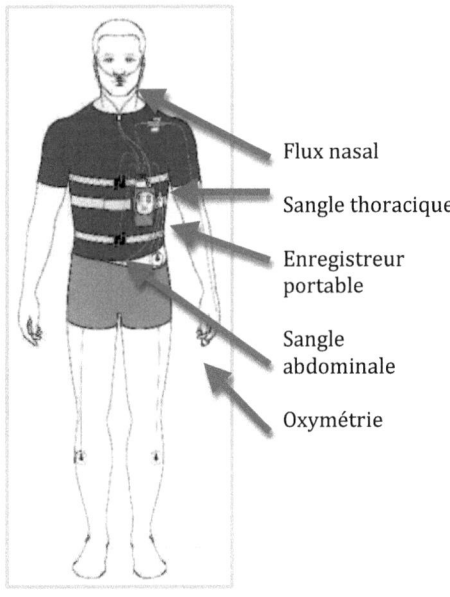

Figure 10 : Appareillage pour polygraphie ambulatoire

VIII.3 - Interprétations des troubles respiratoires

Nous allons étudier ici les interprétations des troubles respiratoires les plus fréquemment rencontrés en poly(somno)graphie.

VIII.3.1 - La respiration normale

Lorsque la respiration est normale on observe :
- une absence de désaturation.
- une synchronisation des mouvements respiratoires thoraciques et abdominaux.
- un flux ventilatoire continu et non diminué.
- la présence ou non de ronflement (ronchopathie simple).

VIII.3.2 - Apnée obstructive du sommeil

Lors d'une apnée du sommeil on observe :
- un arrêt du débit aérien naso-buccal pendant au moins 10 secondes.
- une persistance d'efforts ventilatoires pendant l'apnée, avec un déphasage puis une opposition de phase au niveau des mouvements respiratoires thoraciques et abdominaux.
- une désaturation est très fréquemment observée mais non obligatoire.
- une absence de ronflements pendant l'apnée, si ils étaient présents précédemment.
- des microéveils concomitants avec la fin de l'apnée (si l'on réalise une polysomnographie).

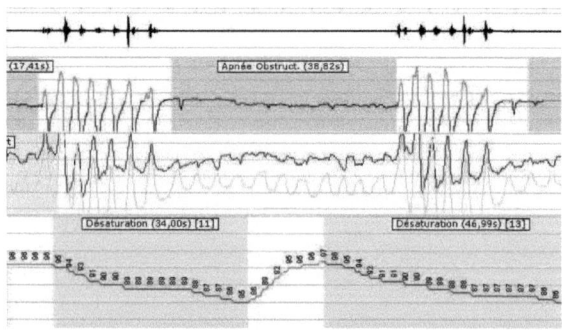

Figure 11 : Polygraphie montrant une apnée obstructive

VIII.3.3 - Hypopnée

Lors d'une hypopnée on observe des évènements ayant une durée d'au moins dix secondes et répondant à l'une ou l'autre de ces propositions :
- une diminution d'au moins 50% d'un signal de débit validé par rapport au niveau de base.
- ou une diminution inférieure à 50% d'un signal de débit validé par rapport au niveau de base ou un aspect de plateau inspiratoire associé à une désaturation transcutanée d'au moins 3% et/ou à un micro-éveil.

Au cours d'une hypopnées on peut également observer :
- un déphasage de phase au niveau thoracoabdominal, rarement une opposition de phase.
- la persistance ou la disparition des ronflements pendant l'hypopnée, s'ils étaient présents précédemment.

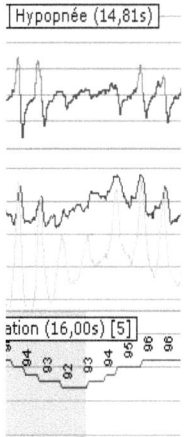

Figure 12 : Polygraphie montrant une hypopnée

VIII.3.4 - Apnée centrale

Lors d'une apnée centrale on observe :
- un arrêt du débit aérien naso-buccal pendant au moins 10 s.
- une absence d'efforts ventilatoires pendant l'apnée (absence de mouvement thoracique et abdominal)
- une désaturation est très fréquemment observée.
- une disparition des ronflements pendant l'apnée, s'ils étaient présents précédemment.

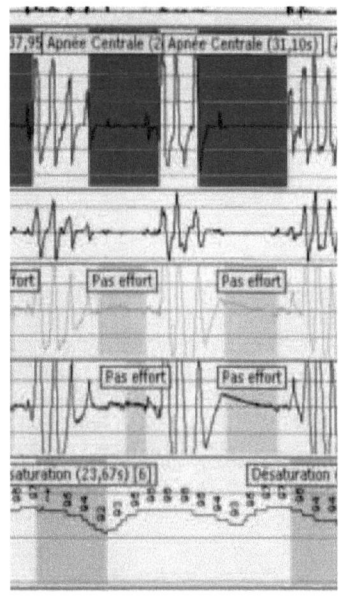

Figure 13 : Polygraphie montrant une apnée centrale

VIII.3.5 - Apnée mixte

Lors d'une apnée mixte on observe deux phénomènes : une apnée centrale intiale suivie d'une apnée obstructive (avec reprise des efforts ventilatoires) ;

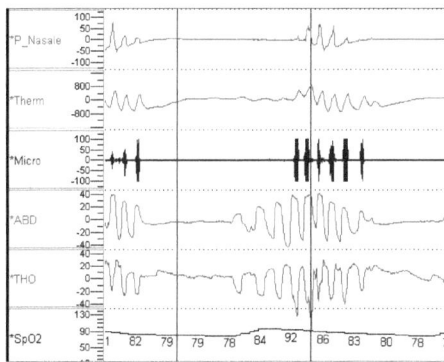

Figure 14 : polygraphie montrant une apnée mixte

VIII.3.6 - La respiration de Cheyne Stokes

Lors de la respiration de Cheyne-Stokes (très fréquente dans l'insuffisance cardiaque grave) on observe : une hyperpnée progressive, suivi d'une diminution de la ventilation se terminant par une apnée centrale.

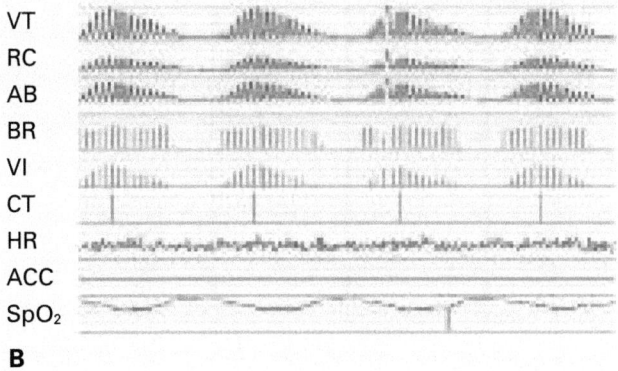

Figure 15 : Polygraphie montrant la respiration de Cheyne-Stokes

IX - Les différents types de traitements du syndrome d'apnée obstructif du sommeil

IX.1 - Les traitements médicaux

IX.1.1 - Les règles hygiéno-diététiques

Les règles hygiéno-diététiques visent à supprimer ou à limiter les facteurs qui favorisent l'obstruction pharyngée.

Il existe de nombreuse corrélation entre le SAOS et l'obésité. L'objectif principal sera donc la perte de poids. Les différentes stratégies de prises en charge de l'obésité sont comportementales ou médicamenteuses. Elles aboutissent à des réductions de 5 % à 50 % du poids, qui permettent des diminutions parfois importantes de l'IAH, des améliorations du sommeil et de la vigilance (53,54).

Les traitements médicamenteux type somnifères (benzodiazépine), ou relaxants musculaires, ainsi que la consommation d'alcool (ayant tendance à déprimer l'activité des muscles pharyngés) devront être arrêtés.

Le tabagisme, irritant les muqueuses et créant des troubles du sommeil doit être également arrêté.

IX.1.2 - Le traitement positionnel

Au cours du sommeil nous avons vu que les muscles se relâchent. Les parties molles de la cavité buccale et de l'oropharynx telles la luette, le voile du palais et la base de langue, vont être projetées vers la paroi pharyngée postérieure. Elles diminuent alors le passage de l'air, déclenchant le ronflement, et les apnées. Le rôle de la position au cours du sommeil peut donc être un facteur aggravant.

Il a été prouvé par Oksenberg A et al. (55) que plus de 50% des SAOS sont caractérisés par des évènements survenant préférentiellement en décubitus dorsal. Mador et al. (56) ont démontré que le SAOS est positionnel dans un cas sur deux pour le SAOS léger et dans un cas sur cinq pour le SAOS modéré.

Le traitement positionnel proposé dans les cas de SAOS positionnels légers à sévères (visant à réduire le temps de sommeil en décubitus dorsal) s'accompagne d'une diminution de l'IAH, toutefois moins importante que sous PPC (57). Ce dispositif médicale est nommé « Pasuldos ». Il s'agit d'un harnais maintenant un cylindre en mousse dense sur le dos du dormeur de façon à créer une gêne et ainsi l'empêcher de se positionner sur le dos.

IX.1.3 - La pression positive continue

Le terme de pression positive continue (PPC) est généralement utilisé en France. Chez nos homologues anglais, on la retrouve sous l'appellation CPAP pour Continuous Positive Airway Pressure. C'est aujourd'hui le traitement de référence du SAOS en France (10).

Les appareils de PPC sont des générateurs de pression. Ils propulsent l'air ambiant au patient avec une "pression positive" par l'intermédiaire d'un circuit (tuyau et masque) qui permet « d'écarter » les parois du pharynx telle une attelle pneumatique.

C'est cette pression permanente, exercée sur les parois du pharynx qui permet de maintenir les voies aériennes supérieures ouvertes lors du sommeil. Il doit être réalisé une titration de la pression d'air à insuffler, afin de faire disparaître la ronchopathie et les apnées. Le niveau de pression est généralement établi entre 8 et 12 cm d'eau avec des valeurs extrêmes allant de 5 à 18 cm d'eau pour des débits de 20 à 60 l/min.

A - Les appareils

Les machines de PPC sont de nos jours de faible encombrement et de faible poids (environ 3 à 4 Kilogrammes). Ils fonctionnent sur secteur 220V ou 110V mais il existe également des possibilités de raccordement sur des batteries externes de 24V ou 12V. Il est possible de visualiser le réglage de la pression, sur la majorité des appareils.

Deux types d'appareils de PPC existent :

- à mode constant : la machine délivre toujours la même pression.
- à mode autopiloté : ici la pression s'adapte au besoin de ventilation du patient suivant les événements respiratoires (apnées, hypopnées, ronflements).

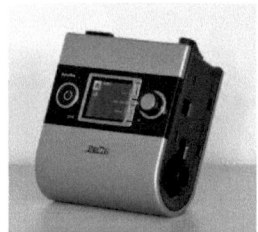 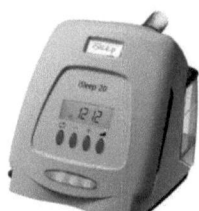

Photo 8 : S9 AutoSet Resmed   Photo 9 : iSleep 20 et eAdapt Breas

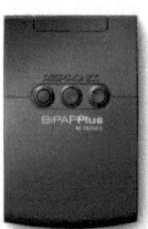

Photo 10 : BiPAP® Respironics

B - Le circuit

Le circuit se compose d'un tuyau principal et d'un masque. Le tuyau est calibré en longueur et en diamètre. Il part de la machine et va jusqu'au masque (diamètre de cette tubulure 22 mm). Il est limité à 2.50 m, car au-delà d'une certaine longueur, la pression en sortie serait inférieure à la pression prescrite. Les masques sont de différents types : facial (bucconasal) ou nasal.

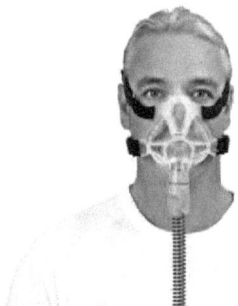
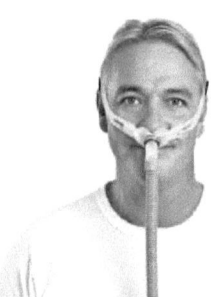

Photo 11 : Masque facial Resmed   Photo 12 : Masque narinaire Resmed

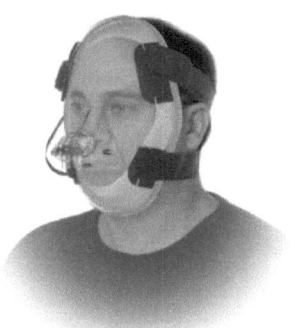

Figure 16 : Masque facial complet

A cet ensemble de base peuvent se rajouter plusieurs équipements de confort :
- Des humidificateurs qui permettent de pallier ou de corriger la sècheresse des muqueuses nasale et buccale souvent décrite par le patient et constatée par les praticiens (58,59). Ces humidificateurs peuvent être intégrés à la machine ou s'y rajouter. Le principe est de faire passer l'air propulsé dans un récipient contenant de l'eau, afin que l'air s'enrichisse en humidité. Il peuvent être chauffants ou non.
- Des filtres qui sont des accessoires parfois utilisés pour prévenir les rhinites. Ils sont installés en sortie de machine. Il s'agit de matériel jetable.

C - Indications thérapeutiques

La PPC est actuellement le traitement de référence des SAOS sévères. Celle ci diminue les évènements respiratoires au cours du sommeil à condition d'une bonne observance journalière (60). L'utilisation de la PPC s'accompagne d'une amélioration des performances sur simulateur de conduite (61), d'une diminution de la fréquence des accidents automobiles (62) et d'une diminution de l'incidence des évènements cardiovasculaires (63,64).
Cependant ce traitement est parfois perçu par les patients comme contraignant ou ayant des effets secondaires leur faisant abandonner la PPC. En effet le taux de refus initial de la PPC est compris entre 5 et 50%. L'abandon de la PPC est compris entre 12 à 25%. Les patients abandonnant le traitement dans les 3 ans sont ceux présentant peu d'évènements respiratoires au cours du sommeil ou une faible somnolence (58,65).

IX.1.4 - L'orthèse d'avancée mandibulaire

Nous étudierons dans la deuxième partie l'ensemble des caractéristiques de l'orthèse d'avancée mandibulaire.

IX.2 - Les traitements chirurgicaux

Nous avons vu qu'il existait différents sites pouvant provoquer une obstruction du flux respiratoire. En fonction de cette localisation et de la bonne indication, il peut être proposé une chirurgie adaptée :

IX.2.1 - De l'obstruction nasale

L'obstruction nasale peut se situer à différents sites : la valve nasale, les cornets, la cloison.

- La valve nasale est chez certain patient rétrécie (post-traumatique, congénitale), ou peut avoir tendance à s'affaisser lors de l'inspiration. La manœuvre de Cottel (traction de la joue en dehors, permettant l'ouverture du vestibule narinaire) est une des manœuvres qui permet de poser un des diagnostics d'anomalie de la valve narinaire. Un traitement médical, tel que les dilatateurs narinaires, peut pallier temporairement ce déficit, mais les patients recherchent souvent une solution définitive qui peut être obtenue par la chirurgie (rhinospetoplastie par exemple).

- Les cornets peuvent être hypertrophiés et engendrer une sensation d'obstruction nasale intermittente chez certains patients. Les principaux cornets responsables de cette obstruction sont les cornets inférieurs.
Il existe plusieurs techniques chirurgicales visant à diminuer l'hypertrophie turbinale :
    - La coblation : réalisable sous anesthésie locale ou générale, elle consiste en une cautérisation du cornet sur l'ensemble de sa longueur, engendrant une rétraction, conservée par la fibrose réactionnelle.
    - La turbinectomie : elle consiste à l'exérèse du cornet réalisée sous anesthésie générale. Elle est le plus souvent réalisée pour le cornet inférieur. Le risque est l'apparition du « syndrome du nez vide ».
    - La turbinoplastie : elle consiste à l'exérèse partielle du cornet réalisée sous anesthésie générale. Elle permet de diminuer la sensation d'obstruction nasale tout en conservant une surface de muqueuse acceptable. Elle évite aussi l'apparition du « syndrome du nez vide ».

- La déviation de la cloison nasale peut rétrécir de façon importante le flux aérien et entrainer une gène respiratoire ou un ronflement. La technique chirurgicale utilisée pour redresser la cloison est la septoplastie. Cette chirurgie nécessite une anesthésie générale. Son but est de remodeler la cloison après désinsertion de celle ci, associée ou non à une résection cartilagineuse voir osseuse. L'ensemble étant réalisé par les voies naturelles. Il existe deux écueils à cette chirurgie. Le premier est la réalisation du geste sur une cloison déviée anatomiquement mais fonctionnellement symétrique et sans obstruction. Le second est sa réalisation chez des patients présentant une face longue ou une respiration buccale.

IX.2.2 - De l'obstruction oropharyngée

Il existe différents sites pouvant bénéficier d'un traitement chirurgical.

A - La loge amygdalienne

Lors d'une hypertrophie amygdalienne on peut réaliser une amygdalectomie. Elle est réalisée sous anesthésie générale est indiquée lors de l'hypertrophie amygdalienne. Les amygdales peuvent engendrer à elles seules l'obstruction du flux aérien et engendrer des apnées.

B - La région vélaire

Le voile est à l'origine du retentissement sonore engendrer par le ronflement. C'est ce « bruit » caractéristique du ronfleur, qui dérange généralement l'entourage, voire le patient. Les différentes techniques chirurgicales qui vont être présentées ont pour but de diminuer voir d'éradiquer le ronflement, mais ne traitent pas obligatoirement la cause.

- L'uvulo-palatoplastie : qui consiste à l'exérèse sous anesthésie générale de la luette et d'une fine portion du voile (par les voies naturelles). Elle diminue la surface de vibration à l'air, et ainsi le bruit. Elle est fréquemment associée à une amygdalectomie si celles ci sont obstructives réalisant l'uvulo-palato-pharyngoplastie (UVPP). Une méta-analyse de 2010 de Coples et al. (66) montre que la chirurgie par UVPP ne diminue en moyenne que de 33% l'IAH. Sundaram (67) en 2005 a montré qu'à moyen et long terme (de 1 an à 4 ans) le traitement n'est pas efficace dans le temps. Selon les recommandations de pratique clinique de la société française d'ORL, les traitements vélaires ne sont pas recommandés pour le traitement du SAOS sévère.

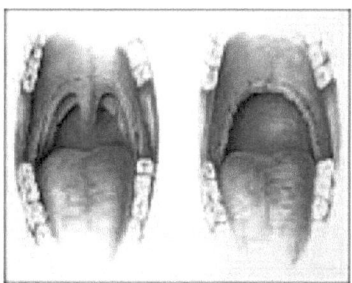

Figure 17 : Chirurgie UVPP

- La radio fréquence du voile : l'intervention est réalisée en ambulatoire, sous anesthésie locale. Le principe est de créer un courant électrique de basse puissance sans élévation thermique tissulaire (restant inferieur à 80°C) au moyen d'un générateur de haute fréquence. Le passage tissulaire de l'onde radio (de 1,7 à 4 MHz) entraîne une agitation des molécules d'eau provoquant, une coagulation tissulaire puis, une fibrose séquellaire rigidifiant ainsi le voile du palais.

- Le laser du voile : l'intervention est réalisée en ambulatoire sous anesthésie locale associée à une sédation. Le laser CO_2 est utilisé pour découper une partie de la luette et pratiquer deux incisions latérales du voile, permettant son ascension.

- L'implant vélaire : l'intervention se pratique en ambulatoire sous anesthésie locale. Elle consiste à déposer en intravélaire un implant de part et d'autre de la ligne médiane du voile. Les implants ont pour but de rigidifier le voile et ainsi de diminuer le ronflement.

IX.2.3 - L'obstruction linguale

Une langue trop volumineuse peut être un obstacle très important au flux aérien, en particulier la base de langue. L'espace retro-basi-linguale peut être considérablement diminué et favoriser l'accolement de la langue à la paroi pharyngée postérieure, déclenchant les apnées. Plusieurs techniques chirurgicales on été proposées :

- la radiofréquence de la base de langue : le principe est identique à celui utilisé pour le voile. L'intervention est réalisée sous anesthésie locale. L'électrode de radiofréquence est introduite dans la base de la langue. Elle déclenche une rétraction tissulaire, permettant une diminution du volume de la base de langue qui diminue l'obstruction retro-basi-linguale.

- la basiglossectomie : elle peut être réalisée sous anesthésie générale soit, par technique chirurgicale transorale ou cervicale, soit par laser. La résection est réalisée sur la partie postéro-médiane de la langue.

- la traction des muscles génioglosses : le principe est l'avancement des muscles génioglosses (68). Il consiste, sous anesthésie générale, à réaliser une ostéotomie mandibulaire antérieure incluant les insertions des génioglosses, puis de la fixer après une rotation de 90 degrés. L'utilité de cette technique s'explique par la mise en tension des principaux muscles responsables de la pro-trusion linguale : les génioglosses. Une autre technique chirurgicale possible est l'ostéotomie mandibulaire sagittale avec transposition des apophyses géniens ou transposition génienne.

- La transposition de l'os hyoïde : cette chirurgie, réalisée sous anesthésie générale, vise à fixer l'os hyoïde à la mandibule pour prévenir l'affaissement de l'espace aérien rétroglottique. Elle est parfois associée à la traction des muscles génioglosses (69).

- La hyodoplastie : le principe chirurgicale est la section médiane de l'os hyoïde sous anesthésie chirurgicale, suivi d'une plastie avec fixation par plaque, permettant d'augmenter la taille de l'os hyoïde. Cette technique devait permettre d'agrandir le diamètre de l'oropharynx. Cette technique est aujourd'hui abandonnée.

IX.2.4 - La chirurgie d'avancée bimaxillaire.

La chirurgie d'avancée bimaxillaire consiste en une avancée maxillo-mandibulaire par ostéotomies. Lors de cette intervention sous anesthésie générale, il va être pratiqué : une intervention de Lefort I et une intervention d'Epker.
Une première ostéotomie de Lefort I est réalisée avec avancée du maxillaire supérieur et une fixation par plaque en titane. Une seconde ostéotomie sagittale mandibulaire de type Epker est alors exécutée. Elle permet une avancée de la branche horizontale, avec fixation par des plaques en titane. Cette chirurgie a pour effet d'augmenter considérablement les espaces pharyngés tout en retendant la sangle pharyngée (70).

La société française ORL recommande cette chirurgie chez les patients de moins de 65 ans, avec un SAOS sévère et/ou symptomatique en échec et ou en refus d'un traitement par PPC ou par OAM, en l'absence d'obstruction véloamygdalienne patente et de comorbidité exposant à un risque anesthésique (10).
La méta-analyse de Coples et al. (71) montre que l'IAH post opératoire est en moyenne inferieur à 10, après une chirurgie d'avancée bimaxillaire.

Il est aussi possible de coupler à cette chirurgie d'avancée bi-maxillaire une chirugie subapicale de recul mandibualire 3 à 6 mois avant permettant d'avancer d'environ 1 cm le maxillaire supérieure et de 2 cm la mandibule.

IX.2.5 - La trachéotomie

La trachéotomie est l'intervention historique. Elle est réalisée sous anesthésie générale, réalisant une ouverture de la trachée et une mise en place d'une canule de trachéotomie. Elle permet de shunter l'ensemble des obstacles situés sur les voies aériennes supérieures et fait donc disparaître complètement tout SAOS.

IX.2.6 - La stimulation du nerf hypoglosse

La stimulation du nerf hypoglosse est actuellement en phase de test.
La stimulation s'effectue par l'implantation d'un système stimulateur. Il entraine la contraction des muscles effecteurs, permettant de conserver l'ouverture des voies aériennes supérieures. La stimulation nerveuse est toujours unilatérale. Une légère stimulation du nerf grand hypoglosse est fournie à chaque cycle respiratoire. La stimulation est suffisante pour provoquer une réponse du nerf mais également suffisamment douce pour ne pas perturber le sommeil.

Un de ce système aujourd'hui testé est l'Inspire II. Il consiste en un implant générateur d'impulsions, un capteur de pression respiratoire et une électrode de stimulation qui délivre les impulsions électriques au nerf hypoglosse du patient. La conception en circuit fermé du système permet de reconnaître l'effort respiratoire du patient durant son sommeil et de fournir au nerf hypoglosse une stimulation qui maintient la voie aérienne ouverte en synchronisation avec la respiration. Les patients ont une télécommande qui est utilisée pour allumer l'implant au moment du couché et l'éteindre durant les périodes de veille.

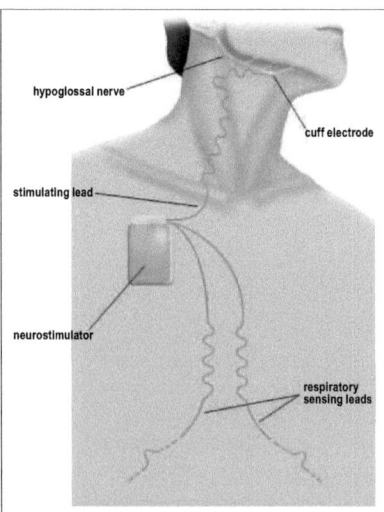

Figure 18 : Schéma des différents composants du système Inspire II

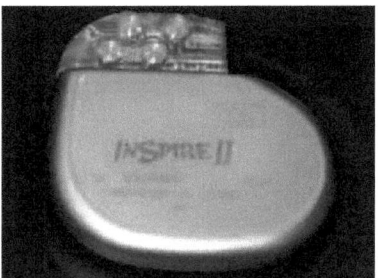

Photo 13 : Implant Inspire II

Une étude récente de Eastwood et al. (71) obtient des résultats démontrant une sécurité, une efficacité et une compliance favorable après 3 et 6 mois de stimulation : l'IAH initial était en moyenne de 43,1+/-17,5 p<0,001; après six mois de stimulation l'IAH était en moyenne de 19,5 +/- 16,7 ; il existe une diminution de l'index d'éveil respiratoire qui passe de 31,3 à 11 p<0,001 à six mois. Le score d'Epworth passe de 12,1 à 8,1 p<0,001 et la score de qualité de vie (Sleep Apnea Quality of Life Index) passe de 3,2 à 4,9 p<0,001.

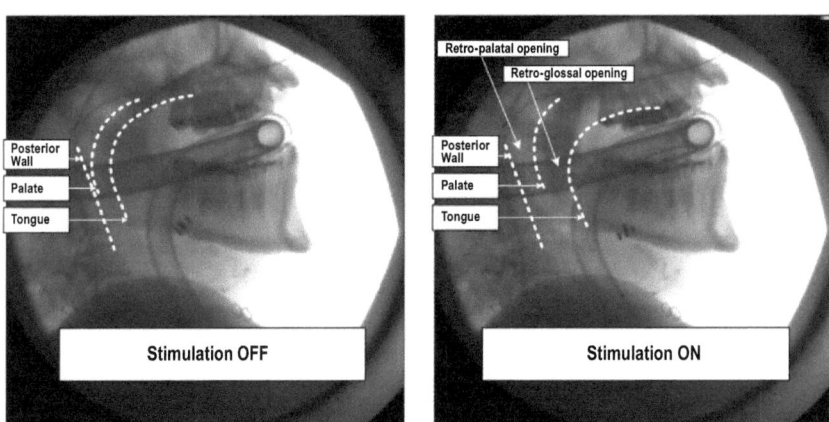

Figure 19 : Imagerie fluoroscopique per opératoire sans et avec stimulation du nerf hypoglosse

Ce traitement semble prometteur. Mais aujourd'hui ce dispositif coute chers et nécessite encore des améliorations (quel type de batterie utilisé, ne provoque-t'il pas de microeveils ?). A ce jour on ne dispose que de très peu de recul sur son efficacité, sa tolérance et son absence d'effets secondaires.

DEUXIÈME PARTIE

LES ORTHESES D'AVANCEE MANDIBULAIRE DANS LE SYNDROME D'APNEE OBSTRUCTIF DU SOMMEIL

I - Principe thérapeutique des orthèses d'avancée mandibulaire

Le principe d'avancée mandibulaire a été émis par le Dr. Emil Herbst au début du XXème siècle. Son invention, la charnière de Herbst® ou Bite Jumping, a été présentée au cinquième congrès international de Berlin en 1909, basée sur les travaux de Kingsley (1876). Ce dispositif médical était initialement destiné au traitement des malocclusions dentaires de classe II.

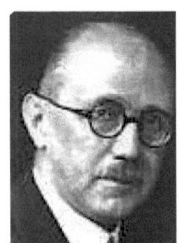
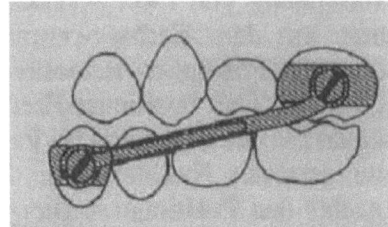

Photo 14 : Dr. Emil Herbst   Figure 20 : La charnière de Herbst®

Nous avons vu que la principale étiologie des SAOS est le rétrécissement du calibre des voies aériennes supérieures, en particulier au niveau de l'espace retrobasilingual.
Le principe thérapeutique de l'orthèse est donc basé sur l'augmentation du calibre des voies aérodigestives supérieures.
Le moyen utilisé par l'orthèse est l'avancée mandibulaire : en avançant la mandibule, on entraine une traction antérieure de la langue (dans sa partie mobile et sa base) mais aussi une mise en tension de l'ensemble des structures oropharyngées. Cette avancée s'explique par les

nombreuses insertions musculaires et tendineuses de la région pharyngée en relation directe ou indirecte avec la mandibule.

En propulsant la mandibule, on avance la langue en grande partie grâce au muscle génioglosse. La traction antérieure de l'ensemble langue/mandibule entraîne une avancée et une élévation de l'os hyoïde par les muscles génio-glosse, mylohyoïdien et hyo-glosse.

L'élévation de l'os hyoïde entraine une mise sous tension du muscle constricteur du pharynx et du muscle digastrique. Cette tension entraîne une rigidification des parois du pharynx (72).

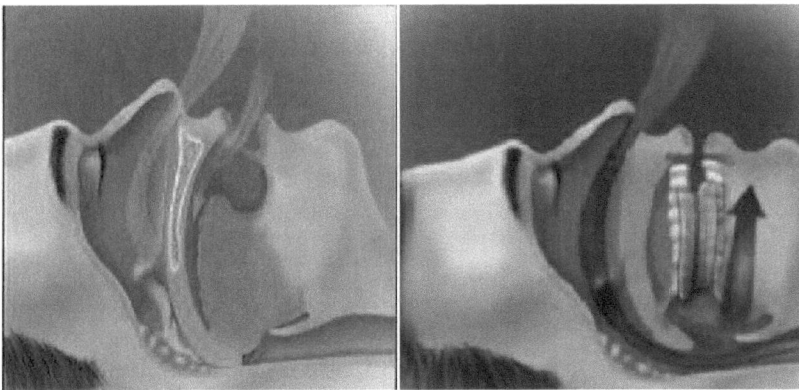

Figure 21 : Principe de l'avancée mandibulaire

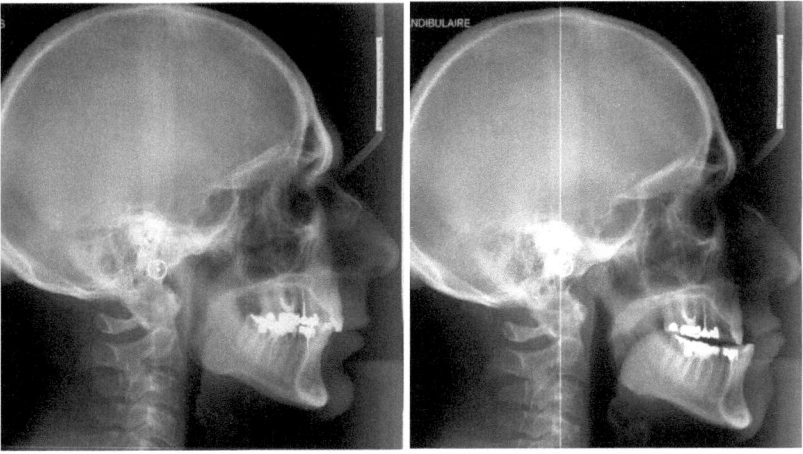

Photo 15 : Principe avancée mandibulaire avec téléradiographie de profil

Deux études de Isono et al. (73) et de Bonham et al. (74), montrent que l'avancement mandibulaire augmente l'espace libre du palais mou et du nasopharynx, libérant l'espace retrobasilinguale.

Plus récemment Sutherland et Coll. ont prouvés en 2011 (75), à l'aide d'IRM, que les orthèses d'avancée mandibulaire permettaient d'augmenter significativement le volume des voies aérodigestives. En effet ils ont observé en moyenne un élargissement antéropostérieure de la base de langue de 0,35 +/- 0,04 cm, et un élargissement latéral vélopharyngé de 0,14 +/- 0,02 cm. L'ensemble des mesures montre une augmentation de 43% du volume des voies aériennes supérieures, confirmant le postulat et l'efficacité des OAM.

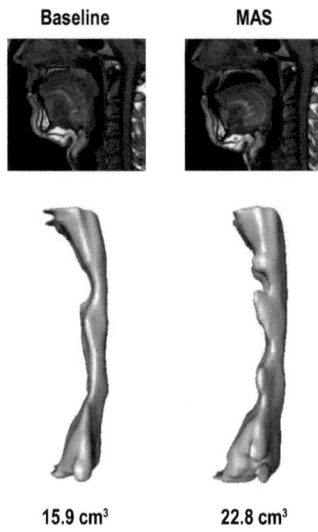

Figure 22 : Images de reconstruction 3D d'IRM montrant l'augmentation de volume des voies aériennes supérieures par l'OAM (MAS) comparé au témoin (Baseline)

II - Les différents types d'orthèses

Il existe un grand nombre d'orthèses disponibles. La difficulté est actuellement de choisir celle qui convient le mieux. Les premières orthèses ont été celles de Pierre Robin (orthèse monobloc).

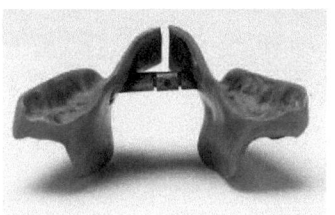
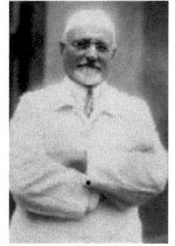

Photo 16 : Orthèse monobloc de Pierre Robin   Photo 17 : Pierre Robin

Les OAM actuelles sont l'aboutissement de quelques tâtonnements, de nombreuses idées et de beaucoup d'innovations. La figure 38 nous présente les différents types.

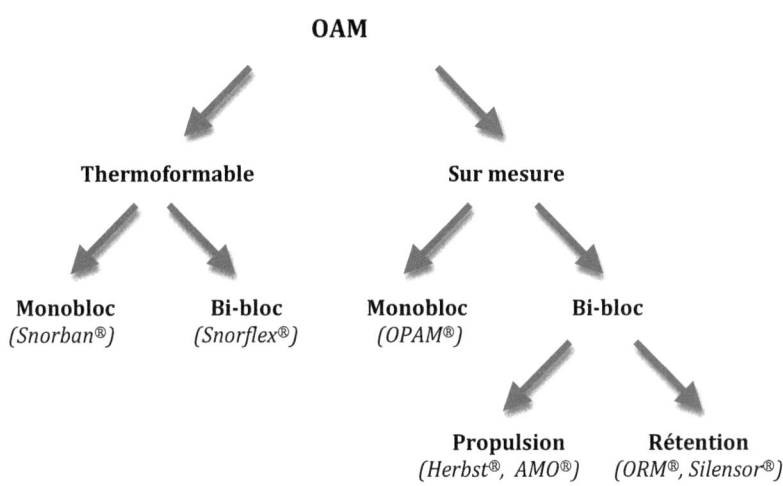

Figure 23 : Schéma des différents types OAM

II.1 - Orthèse thermoformable

La création de ce type d'orthèse se fait grâce à un matériau thermoformable. Les gouttières supérieures et inférieures sont remplies du polymère réactif. Il suffit de faire tremper dans l'eau chaude l'ensemble de l'orthèse, puis de la faire mordre au patient. Après quelques instants l'empreinte est prise, et la prothèse est créée. Elles peuvent être monobloc ou bi-bloc.

Les avantages de ce type d'orthèse sont :
- un cout faible
- une modification de l'empreinte possible à tout moment.
- un achat en pharmacie, sans prescription médicale.
- pas de rendez-vous multiples chez les différents praticiens.
- pas de prise d'empreinte.

Les inconvénients de ce type d'orthèse sont :
- une durée de vie courte.
- une grande quantité de résine en bouche.
- une avancée mandibulaire non contrôlée.
- une efficacité plus faible
- un risque de luxation nocturne
- pas de titration possible

II.1.1 - Orthèse thermoformable monobloc

Les orthèses monobloc sont constituées d'une seule gouttière comprenant bloc maxillo-mandibulaire. Les gouttières supérieures et inférieures sont soudées. Elles procèdent donc à l'avancée de la mandibule sans possibilité de titration. Certaines proposent un piégeur de langue (système devant maintenir la langue en position antérieure). Elles interdisent tout mouvement mandibulaire (pas de mâchonnement, ni de bâillement au risque de luxation nocturne de la prothèse). L'orthèse Snorban® en est un exemple.

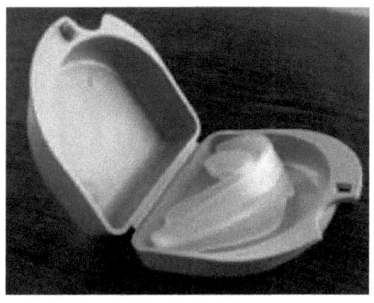 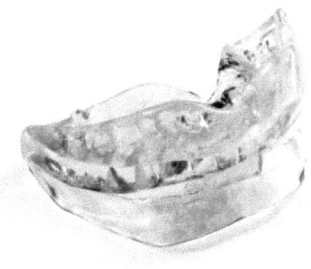

Photo 18 : Snorban® avant thermo-moulage   Photo 19 : Snorban® après thermo-moulage

II.1.2 - Orthèse thermoformable bi-bloc

L'orthèse bi-bloc est constituée d'une gouttière maxillaire et d'une gouttière mandibulaire. Les gouttières sont indépendantes l'une de l'autre. Elles permettent donc une plus grande liberté de mouvement des mâchoires. L'orthèse Snorflex® en est un exemple.

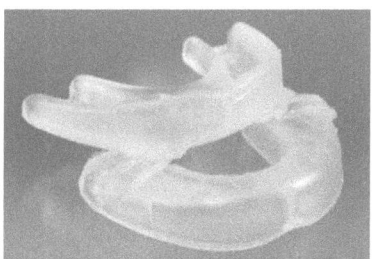

Photo 20 : Orthèse Snorflex® avant thermo-moulage

II.2 - Orthèse sur mesure

La création de l'orthèse sur mesure se fait à partir d'une prise d'empreinte (gouttière du haut et du bas), réalisable au cabinet. Ces empreintes sont envoyées au laboratoire, qui réalise l'orthèse sur mesure.

Les avantages de ce type d'orthèse sont :
- une durée de vie longue (deux à trois ans).
- une prise en charge éventuelle par la sécurité sociale (pour l'AMO, l'ORM, et OMT)
- une faible quantité de résine en bouche.
- une contrôle de l'avancée mandibulaire par la titration.
- un contrôle de la dentition avant traitement.
- bon ancrage de la prothèse, et donc peu de risque de luxation.

Les inconvénients de ce type d'orthèse sont :
- le cout en cas de non remboursement par la sécurité sociale.
- pas de modification possible de l'orthèse.
- des rendez-vous multiples chez les praticiens.

II.2.1 - Orthèse sur mesure monobloc

Les orthèses sur mesure monobloc sont constituées comme pour les orthèses thermoformables d'une seule gouttière comprenant bloc maxillo-mandibulaire. L'orthèse OPAM® type Mantout en est un exemple.

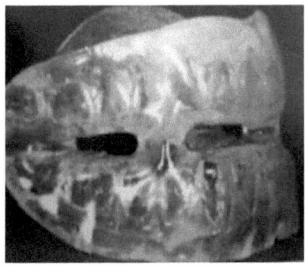

Photo 21 : OPAM® type Mantout

II.2.2 - Orthèse sur mesure bi-bloc

L'orthèse bi-bloc comme pour les orthèses thermoformables est constituée d'une gouttière maxillaire et d'une gouttière mandibulaire. Les gouttières sont indépendantes l'une de l'autre, mais elles sont reliées par des biellettes.
Les biellettes sont des tiges de liaison de taille variable. Elles peuvent etre rigides ou souples. Elles sont retrouvées de chaque côté des gouttières maxillaire et mandibulaire, et permmettent l'avancée mandibulaire requise (la titration). L'avance mandibulaire est créée, soit par un système en rétention (mécanisme de traction), soit par un système de propulsion (mécanisme en compression, en poussée). Elles permettent l'ensemble des mouvements mandibulaires habituels, dans des proportions raisonnables.
L'AMO®, l'ORM® (Optimisation de la retenue mandibulaire), OMT® TALI et Silensor® Erkodent sont des exemples d'orthèse sur mesure bi-bloc.

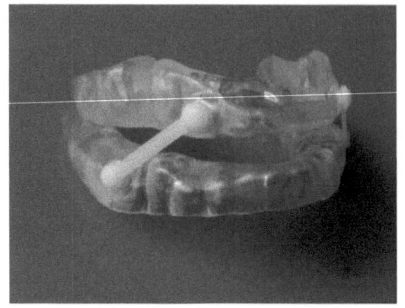
Photo 22 : Silensor® Arkodent

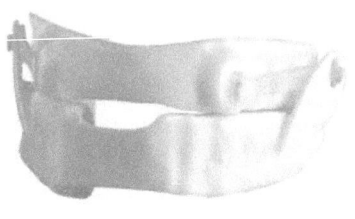
Photo 23 : ORM® Narval ResMed

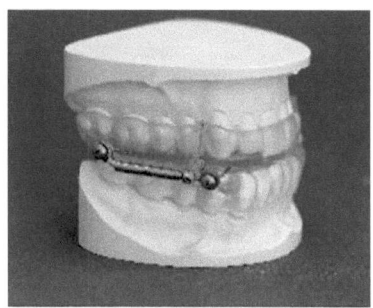
Photo 24 : Orthèse Herbst ®

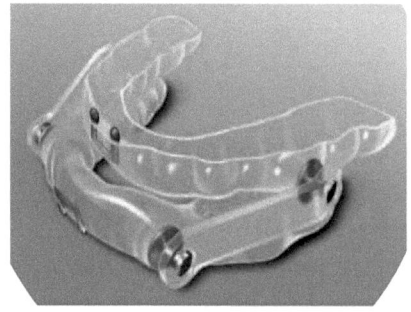
Photo 25 : Orthèse OMT® TALI

III - Indications et contre indications de l'orthèse d'avancée mandibulaire dans le traitement du syndrome d'apnée obstructif du sommeil

III.1 - Les indications de l'orthèse d'avancée mandibulaire

A ce jour le traitement de référence du SAOS sévère est la ventilation par pression positive continue (10).

Chez un patient avec SAOS sévère (IAH > 30 ou IAH ≤ 30 associé à une somnolence diurne sévère sans autre cause), l'orthèse d'avancée mandibulaire est recommandée en deuxième intention en cas de refus ou intolérance à la PPC (10).

Chez un patient avec SAOS léger à modéré (5 ≤ IAH ≤ 30 et somnolence diurne légère à modérée) sans co-morbidité cardiovasculaire grave associée, la PPC et l'orthèse d'avancée mandibulaire peuvent être proposées en première intention (10).

La PPC est recommandée en première intention en présence d'une comorbidité cardiovasculaire grave (hypertension artérielle réfractaire, fibrillation auriculaire récidivante, insuffisance ventriculaire gauche sévère ou maladie coronaire mal contrôlée, antécédent d'accident vasculaire cérébral) (10).

L'orthèse doit être réalisée sur mesure et il est recommandé de rechercher l'avancée mandibulaire par titration progressive (10). Les orthèses monobloc ne peuvent donc pas répondre à ces deux recommandations.

III.2 - Les contre-indications de l'orthèse d'avancée mandibulaire

III.2.1 - Les contres indications temporaires

Les contres indications temporaires au port des OAM sont :
- une dent(s) à extraire.
- une prothèse à installer.
- une prothèse provisoire à remplacer.
- les kystes apico-dentaires.
- les parodontites.

Il est nécessaire de demander au patient d'effectuer les soins chez son dentiste habituel avant la réalisation de l'orthèse.

III.2.2 - Les contres indication permanentes

Les contre indications permanentes au port des OAM sont :
- une prothèse dentaire complète du bas (la prothèse totale du haut ne représente pas une contre indication si il existe une bonne hauteur sous l'épine nasale).
- une propulsion mandibulaire totale inférieure à 5 mm (à noter que la propulsion mandibulaire initiale est très fréquemment inferieure à la propulsion mandibulaire post-titration, dû au manque de compréhension des consignes, mais surtout à la réalisation d'un mouvement habituellement peu fait par le patient).Cette contre indication permanente, selon notre expérience, peut être transgressée.
- certaines pathologies des ATM (par exemple : le syndrome algo-dysfonctionnel de l'appareil manducateur (SADAM) ne représente pas une contre indication à l'orthèse puisque celui ci est traité par une orthèse d'occlusion nocturne et par une rééducation de type propulsion mandibualire)
- certaines pathologies neurologiques ou psychiatriques (les fibromyalgies ne représentent pas en elle même une contre indication, cependant la mise en place de l'orthèse apparaît très difficile).
- une allergie à un des composants.

IV - Bilan préthérapeutique

Le bilan préthérapeutique de l'OAM doit comporter :

- Un examen ORL et stomatologique complet.

- Une polysomnographie au laboratoire de sommeil, qui est l'examen de référence.
Il est possible de réaliser une polygraphie ventilatoire en laboratoire ou en ambulatoire, mais elle doit comporter au moins 4 signaux : débits aériens nasobuccaux avec un ou deux signaux de mouvements respiratoire, une oxymétrie et une fréquence cardiaque ou un électrocardiogramme.

- Il n'est pas recommandé de pratiquer un examen d'imagerie des voies aériennes supérieures. Une céphalométrie (téléradiographie de profil) peut être envisagée, et dans une moindre mesure, un scanner ou une IRM.

- Un orthopantomogramme est indispensable, car il permet d'éliminer certaines contre-indications temporaires ou permanentes, et d'évaluer la denture du patient.

- Tout examen pouvant compléter le bilan et la prise en charge globale du patient vu précédemment.

V - Facteurs prédictifs d'efficacité de l'orthèse d'avancée mandibulaire

Les facteurs prédictifs de l'efficacité de l'OAM dans le traitement du SAOS ont été étudiés par Marklund et al. (77) en 2004. Il en ressort cinq éléments principaux :

- le sexe féminin.
- l'absence d'excès pondéral important (IMC<30kg/m2).
- l'âge inférieur à 60 ans.
- une sévérité modérée du SAOS.
- le caractère positionnel du SAOS.

A ces cinq facteurs s'ajoutent deux autres facteurs, qui semblent avoir un pouvoir prédictif d'efficacité de l'OAM :
- des voies aériennes supérieures de petite taille
- une rétrusion mandibulaire ou maxillo-mandibulaire.

De nombreuses variables céphalométriques ont été utilisées (taille de la luette, distance os hyoïde - plan mandibulaire, collapsus pharyngé lors de la manœuvre de Muller), mais elles ne peuvent être recommandées en pratique quotidienne.

Il existe aussi d'autres facteurs non rapportés dans la littérature, mais non prouvés :
- la capacité du patient à adhérer au traitement
- la prise en charge multidisciplinaire qui est un facteur important de succès du traitement par orthèse.

VI - Résultats thérapeutiques des orthèses d'avancée mandibulaire

VI.1 – Efficacité thérapeutique

L'évaluation de l'effet thérapeutique liés à l'utilisation des orthèses d'avancée mandibulaire a fait l'objet d'une revue Cochrane (82)

La revue comprend 17 études contrôlées randomisées portant sur 846 patients de plus de 16 ans (11 études en cross-over, 6 en groupes parallèles).
Elles ont comparé les orthèses d'avancée mandibulaire à un groupe contrôle ou à la PPC et ayant pour critère de jugement principal l'évaluation objective et subjective du SAOS : somnolence diurne selon une échelle validée et index d'apnées/hypopnées.
Ces études rapportent l'évaluation à court terme (le maximum étant 1 an), voire à très court terme (le plus court suivi étant de 2 semaines) des orthèses.
La méta-analyse comparant l'OAM à un groupe contrôle, rapporte une diminution de la somnolence diurne et de l'index d'apnées / hypopnées (IAH) chez les patients porteurs de l'orthèse.
D'après les résultats de la méta-analyse sur les études comparant l'OAM *versus* PPC, les orthèses sont moins efficaces que le traitement de référence par pression positive continue sur l'IAH ; la différence n'est en revanche pas significative sur les symptômes. La préférence des patients est en faveur du traitement par l'OAM.
Les études disponibles sur l'ensemble des OAM proposées sur le marché international sont de niveau de preuve moyen ou faible (double aveugle non assuré, faible qualité de la randomisation notamment).
Néanmoins, les données sont convergentes en faveur de l'utilisation des orthèses chez des patients ayant un SAOS léger symptomatique ou en cas d'échec ou d'intolérance à la PPC qui reste le traitement de référence.
L'impact du port de ces orthèses sur la morbi-mortalité n'a pas encre été évalué, de même que leur tolérance à long terme.

Ces conclusions sont retrouvées dans une revue systématique réalisée dans les pays scandinaves en 2007 (83).

En 2009, les travaux de Chul Hee Lee et al. (86) ont montré qu'avec une OAM monobloc, 82% patients atteints de SAOS léger à modéré présentaient une baisse de plus de 50% de l'IAH. Pour les patients attient d'un SAOS sévère, 75% d'entre eux présentaient une réduction de plus de 20% de leur IAH. Une précision est ici nécessaire puisque pour cette étude, un IAH inférieur à 20 correspond à un SAOS léger, un IAH compris entre 20 et 40 est un SAOS modéré et, un IAH supérieur 40 est un SAOS sévère.

En 2006, Gagnadoux (87) a prouvé qu'il existait une plus grande efficacité de l'OAM lorsque celle ci était avancée de 7,5 mm (ce qui équivaut à 80% de la protrusion maximale active). En se référant aux critères polysomnographiques : il obtient une normalisation de l'IAH chez 40% des patients (y compris des patients apnéiques sévères).

VI.2 - Effet de la titration de l'avancée mandibulaire

L'étude Gindre de 2008 (85) est une étude de cohorte rétrospective sur 66 patients parmi lesquels 50 ont un SAOS modéré à sévère intolérants à la PPC et 16 ont un SAHOS léger à sévère nouvellement diagnostiqué. Les patients ont été suivis pour titration jusqu'à l'obtention d'un IAH<10/h ou jusqu'à l'obtention de l'avancement maximal supportable (durée de suivi : 6,8±4,7 mois).
Sur les 66 patients, une réduction de l'IAH ≥ 50% est obtenue pour 55/66 patients traités, avec un IAH < 10 (réponse considérée comme complète) pour 36/66 (55%) et un IAH >10 (réponse partielle) pour 19/66 (29%). Un effet favorable sur la somnolence est observé : le score d'Epworth (cotation subjective de la somnolence de 0 à 24) a diminué de 8,9±5,1 à 5,9±3,8.

Fleury B. et al. (88) ont montré que la titration d'avancée mandibulaire de 1mm tous les 15 jours était efficace (sur une OAM type Herbst) s'il persistait un ronflement, ou un Epworth supérieur à 10 ou un index de désaturation supérieur à 10 par heure. Une réponse complète (IAH = 5+/-3 et un score Epworth = 5 +/-3) était alors obtenue chez 63,6% des patients.

VI.3 – Observance

L'observance rapportée est de 76% à 1 an et de 56% à 5 ans avec un taux de répondeurs (diminution d'au moins 50% de l'IAH) compris entre 64 % et 75% avec 50% à 54% de réponse complète (définie par un IAH<10) (84). Avec l'ORM®, 68% des patients utilisent l'orthèse toutes les nuits (90). L'acceptation par le patient est en faveur des OAM comparé à la PPC (91).

VI.4 – Qualité de la vie

Le traitement du SAOS permet d'améliorer de façon significative la qualité de la vie chez 78% des patients (90). Les patients décrivent une diminution de la difficulté au réveil, de la gestion de leur temps, dans les relations interhumaines ainsi qu'une diminution des difficultés rencontrées au travail, de la disparition de la somnolence et de la fatigue diurne (86, 89).

VII - Surveillance de l'orthèse d'avancée mandibulaire

La surveillance du traitement par OAM est basée sur plusieurs points :

- Les symptômes subjectifs du SAOS du patient doivent diminuer voire disparaitre.
- L'amélioration de la qualité de vie.
- L'évaluation de la tolérance subjective et objective de l'OAM : recherche d'effets secondaires dus au port de la prothèse.
- L'évaluation objective de la tolérance de l'OAM portera sur les articulations temporomandibulaire et les arcades dentaires. Sur le long terme l'étude de Markulund M. (78) à mise en évidence une modification de l'inclinaison dentaire : une rétrusion des incisives supérieurs et une protrusion des incisive inferieures.

- Une polygraphie ou une polysomnographie avec port de l'OAM (après titration éventuelle si l'orthèse le permet) permet d'objectiver la diminution de l'IAH. Elle doit être réalisée dans un délai de 3 mois en cas de remboursement de l'orthèse par la sécurité sociale.

- La vérification du bon état de l'OAM.

- L'observance du patient, afin d'apporter d'éventuelle(s) modification(s) à l'OAM.

- Il est recommandé un suivi régulier, tous les 6 mois, par un odontologiste formé au traitement par OAM (avis d'expert).

Il est recommandé de conserver pour comparaison, les documents initiaux : données de l'examen clinique complet dentaire et articulaire, moulages, cire d'occlusion, radiographies, voire photographies (avis d'expert (10)).

VIII - Les effets secondaires des orthèses d'avancée mandibulaire

Les effets secondaires des OAM rapportés par les patients sont (79, 80, 81) :
- un inconfort simple.
- des douleurs des ATM.
- des douleurs musculaires, en particulier des muscles de la mastication.
- des douleurs dentaires. `
- une salivation excessive.
- une sècheresse buccale.
- des modifications de l'articulé dentaire par mobilité dentaire que nous étudierons dans la troisième partie.

Les patients se plaignent principalement d'une hypersalivation et d'inconfort (pression dentaire) lors des premiers jours du port de l'orthèse. Navailles et al. (90) ont démontrés en 2005 que les douleurs dentaires (35% des patients) et les douleurs des ATM (45% des patients) sont transitoires. La durée moyenne de ces douleurs perçues au réveil est de vingt minutes.

La plupart des effets secondaires disparaissent généralement rapidement, en quelques jours, avec l'accoutumance au corps étranger intrabuccal. Il est à noter qu'en fonction du type d'orthèse l'apparition des effets secondaires est variable.

IX - Impact sur l'articulation temporomandibulaire et les muscles masticateurs

L'étude réalisé par Chèze et Navailles en 2007 (92) sur l'impact des orthèses en propulsion (Herbst®) ou en rétention (ORM®) sur l'articulation temporomandibulaire, fait ressortir : que l'orthèse de type Herbst induit nécessairement une ouverture de la bouche lorsque les muscles sont au repos, due aux efforts importants appliqués au masséter et au posterior temporal par l'orthèse en propulsion, ce qui n'est pas le cas avec l'orthèse de type ORM® ; qu'il existe également une légère diminution de la pression au niveau du ménisque (environ 10%) avec l'orthèse de type ORM®. Ces deux éléments tendent à montrer un meilleur profil clinique en termes de compliance et d'effets secondaires des orthèses travaillant en retenue par rapport à celles travaillant en compression.

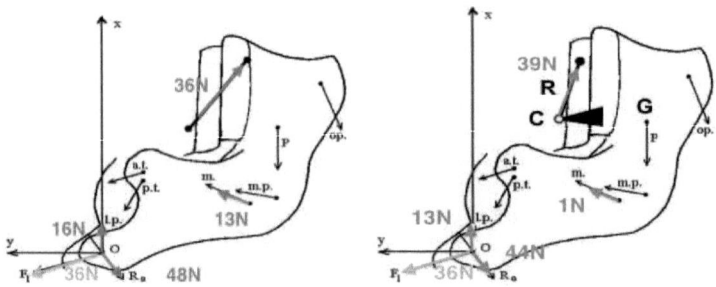

Figure 24 : Ordres de grandeur des efforts musculaires et articulaires induits par une orthèse de type Herbst à droite et une orthèse de type ORM à gauche

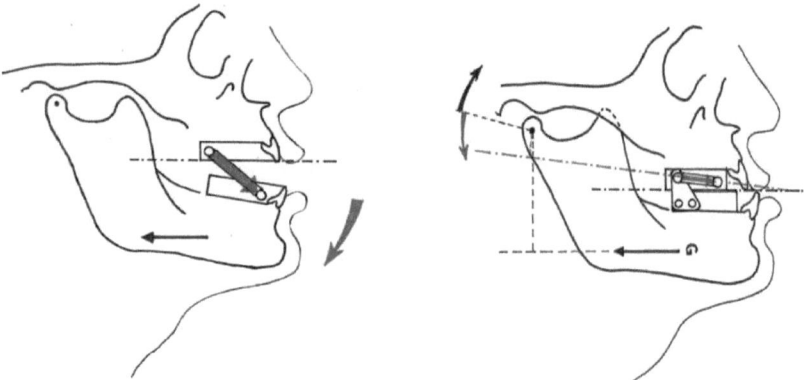

Figure 25 : Conséquences mécaniques induites par l'avancée mandibulaire en propulsion (Herbst) à droite et en rétention (ORM) à gauche

X - Coût des orthèses

Le coût de l'orthèse est très variable d'un pays à l'autre. Il dépend principalement du type d'orthèse : sur mesure ou thermoformable, monobloc ou bi-bloc et du matériaux de constitution.

- Au Canada les prix s'étalent de 50 à 2000 Euros. La disparité des prix est due à la diversité des types d'orthèses (93).

- En France :
La Snorflex est vendue, selon les pharmaciens, aux alentours de 130€.

Pour l'orthèse OMT® Tali le prix unitaire est de 289€. Elle peut être remboursée par la sécurité sociale selon certaines modalités (94)

Pour l'AMO® le prix unitaire est de 339€. Elle peut être remboursée par la sécurité sociale selon certaines modalités (95)

L'ORM® le prix unitaire est de 339€ en cas d'un remboursement par la sécurité sociale selon certaines modalités, et de 345 € si elle est aux frais du patient. (96)

Au coût de l'orthèse s'ajoute le coût de mise en place du dispositif médical : les consultations des différents spécialistes, les examens complémentaires et le suivi à court, moyen et long terme.

La sécurité sociale estime à environ 700€ le cout pour 2 ans de traitement par OAM (durée de vie de la prothèse) contre 1300€ pour 1 an de traitement par PPC.

XI - Les orthèses remboursées par la sécurité sociale française

A ce jour il existe trois types d'orthèses remboursées par la sécurité sociale (chapitre 4 du titre II de la liste des produits et prestations remboursables prévue à l'article L. 165-1 du code de la sécurité sociale (97):

- L'orthèse AMO® : est une orthèse d'avancée mandibulaire de type bibloc, en propulsion, constituée de gouttières rigides thermoformées articulées par des biellettes interchangeables pour régler l'avancement. Des attaches positionnées sur la partie antérieure des gouttières sont destinées à la mise en place d'élastiques supprimant les mouvements d'ouverture buccale.

- L'orthèse OMT® TALI : est une orthèse d'avancée mandibulaire de type bibloc, en propulsion, sur mesure, constituée de gouttières rigides thermoformées articulées par des biellettes de forme incurvées interchangeables pour régler l'avancement. Des attaches positionnées sur la partie antérieure des gouttières sont destinées à la mise en place d'élastiques supprimant les mouvements d'ouverture buccale.

- L'orthèse ORM.® est une orthèse d'avancée mandibulaire de type optimisation de la retenue mandibulaire. Il s'agit d'une orthèse de type bi-bloc, en rétention, fabriquée sur mesure, constituée de gouttières semi-rigides crées par frittage laser CADCAM, articulées par un système de triangles et biellettes déportant les axes de traction. Ce fut la première orthèse d'avancée mandibulaire remboursée par la sécurité sociale française (octobre 2008).

TROISIÈME PARTIE

DE l'IDÉE À LA CRÉATION DE L'ORTHÈSE D'AVANCÉE MANDIBULAIRE NARVAL TYPE OPTIMISATION DE LA RETENUE MANDIBULAIRE® (ORM®)

I - Idée de l'orthèse en rétention

L'idée de la prothèse Narval en rétention est née d'une rencontre insolite entre Mr Ludovic Baratier, son concepteur, et son voisin. Mr Baratier est prothésiste dentaire de formation. Il est également diplômé de l'académie d'art dentaire de Genève (Suisse). Son voisin était atteint de SAOS. Il n'avait pas supporté la PPC, et bénéficiait d'une OAM de type Herbst qui lui déclenchait « des douleurs dentaires et des ATM ; les biellettes lui irritaient la face interne des joues ».

C'est alors que Mr Baratier, après une autoformation sur le SAOS et de nombreuses recherches, mit au point avec Mr Philippe Moussellon l'orthèse Narval. A cette époque il n'existait qu'une seule OAM en rétention. La première nouveauté introduite par Mr Baratier sur l'orthèse, est le « petit triangle » qui permet de modifier la direction globale des forces. Ce triangle en positionnant la biellette dans un plan horizontal, fait passer les forces de translation antérieure d'un plan oblique inférieur (pour les orthèse en propulsion) ou oblique supérieur (pour l'orthèse en rétention sans triangle) à un plan horizontal. La seconde nouveauté est le bandeau. Il correspond à l'élément qui relie les deux moitiés constitutives d'une gouttière (ou hémi-gouttières). Il est présent sur la partie antérieure des gouttières maxillaires et mandibulaires, et permet d'éviter la rétention de l'orthèse sur l'ensemble des faces des incisives (dent monoracine).

Le premier prototype vit le jour en 2000. C'est après de nombreuses rencontres, le plus souvent infructueuses, que Mr Baratier put présenter sa nouvelle orthèse au Dr Navailles. Après réflexion, ils entreprirent de proposer aux patients cette nouvelle OAM pour traiter le SAOS.

Mais Mr Baratier et son équipe allaient bientôt se heurter aux blâmes, aux remontrances, et au désintérêt de la communauté scientifique et médicale.

« L'humanité a l'oreille ainsi faite qu'elle continue à dormir quand le bruit retentit et ne se réveille qu'avec l'écho. » Arthur Schnitzler.
« Autour de moi tout était accablant de haine et d'ennui» Céline.
Les premières orthèses étaient réalisées sur mesure, sans procédé industriel. Elle était à cette époque à la charge du patient.

C'est à force de persévérance, et de ténacité que l'efficacité de cette nouvelle OAM pus être mise en évidence. Les enregistrements polysomnographies de nombreux patients, avec et sans orthèse, montraient l'efficacité thérapeutique de celle-ci. Devant ce succès, il fut envisagé de créer la prothèse de façon industrielle.

En 2004 l'entreprise Narval naquit. Elle permit la création de l'orthèse en plus grand nombre, par un processus de fabrication de type usinage avec moule. Ce processus industriel permettait une plus grande production, mais il fallait aller encore plus loin.

A ce jour, le procédé final de production industrielle est le frittage laser par CADCAM (Computer-Aided Design and Computer-Aided Manufacturing). Il correspond à une modélisation numérique et une production assistées par ordinateur.

Le Mr Baratier, Dr Navailles, et Mr Philippe Moussellon tenaient à remercier les premiers patients, qui ont su accepter un traitement non pris en charge, et initialement non validé.

II – Création de l'orthèse Narval ORM® de ResMed

II.1 La prise d'empreinte dentaire

La prise d'empreinte est la première étape. Elle consiste en un moulage des dents, du relief de la mâchoire et de ses tissus de revêtement. Elle peut être réalisée en consultation.

II.1.1 – Matériel

Nous avons choisi d'utiliser pour la réalisation des empreintes :

- Le Zerosil® soft qui est un silicone vulcanisant par addition, adapté pour la prise d'empreinte de situation. Grâce à un temps de prise court en bouche (2min +/- 30 secondes), à un enlèvement facile, un stockage illimité des empreintes et à la reproduction exacte des détails, Zerosil® soft est une alternative avantageuse aux alginates.

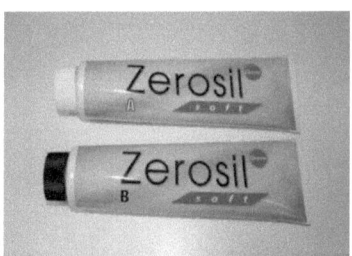

Photo 26 : Zerosil 1® soft

- Les portes empreintes :

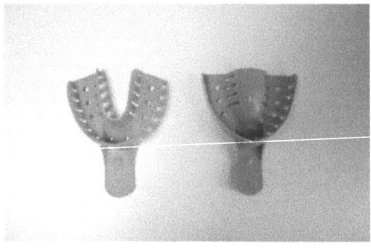 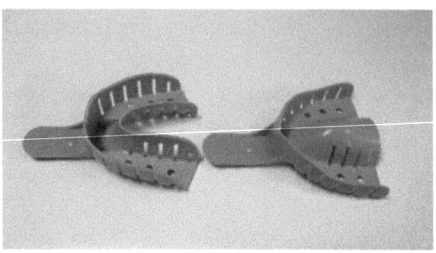

Photo 27 : Porte empreinte vu de face   Photo 28 : Porte empreinte vu de profil

II.1.2 – Déroulement de la prise d'empreinte

Le patient est placé en position assise.

Dans un premier temps nous prenons les mesures nécessaires à la fabrication de l'orthèse avec un réglet :
- ouverture buccale maximale, en millimètres.
- la propulsion mandibulaire maximale, en millimètres.
- l'éventuelle déviation latérale de la mandibule (droite ou gauche) lors de la propulsion, en millimètres.

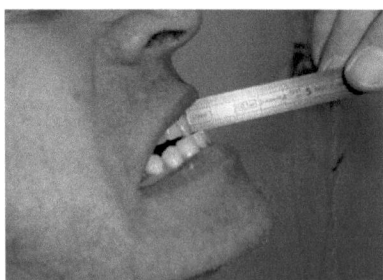

Photo 29 : Mesure de la propulsion mandibulaire maximale

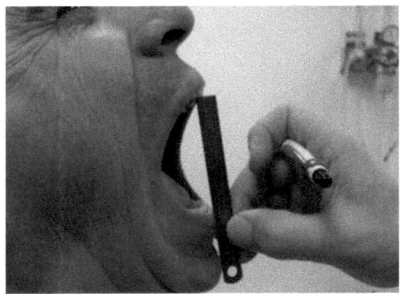

Photo 30 : Mesure de l'ouverture buccale maximale

Puis, nous réalisons la prise d'empreinte : nous mélangeons dans un premier temps le Zerosil® soft A et B. Nous remplissons ensuite les portes empreintes de Zerosil® soft, et nous les appliquons sur l'arcade dentaire supérieure puis inférieure.

Chaque prise d'empreinte dure 3 minutes. Le patient ne doit pas ressentir de douleur (évoquant un contact du porte empreinte avec la gencive). Après retrait du porte empreinte, nous vérifions la qualité de l'empreinte.

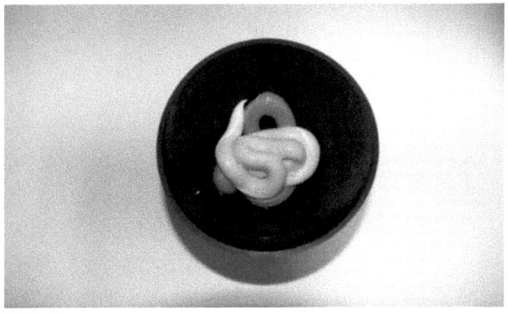

Photo 31 : Zérosil A et B avant mélange

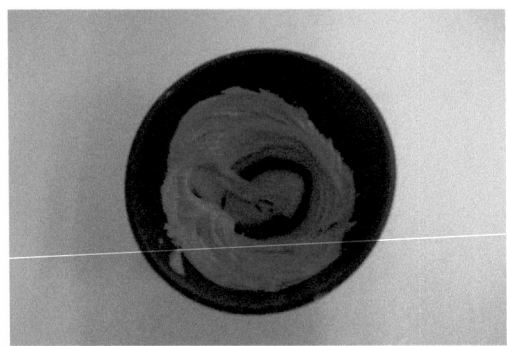

Photo 32 : Zérosil A et B aprés mélange

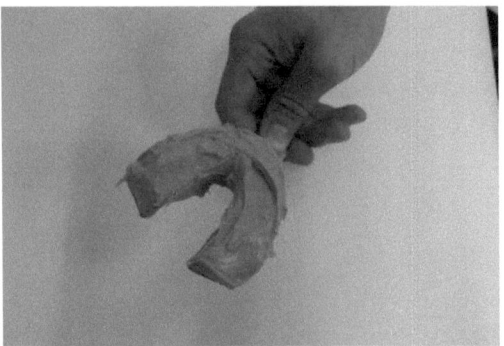

Photo 33 : Porte empreinte avec le Zérosil avant la prise empreinte

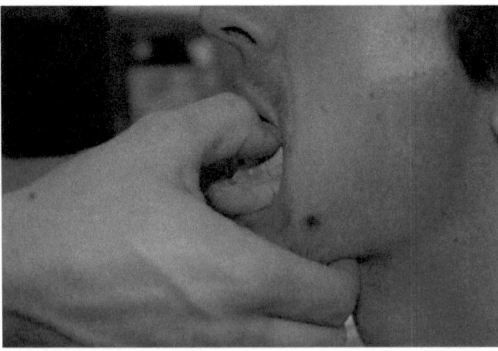

Photo 34 : Prise empreinte de l'arcade dentaire inférieure vue de profil

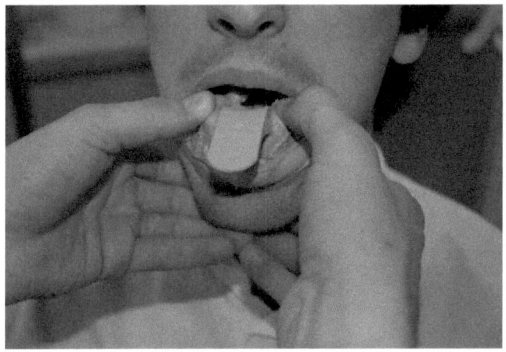

Photo 35 : Prise empreinte de l'arcade dentaire inférieure vue de face

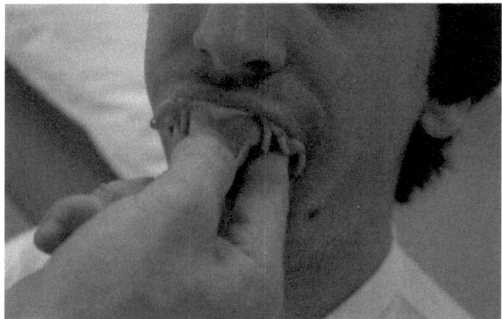

Photo 36 : Prise d'empreinte de l'arcade dentaire supérieure vue de face

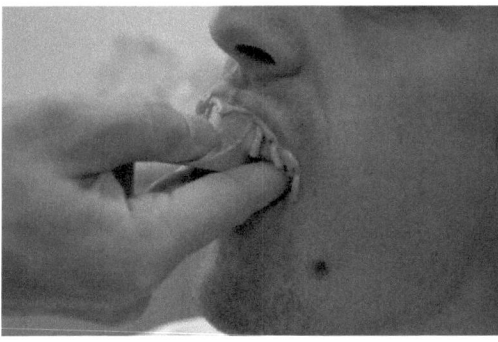

Photo 37 : Prise empreinte de l'arcade dentaire du maxillaire supérieur vue de profil

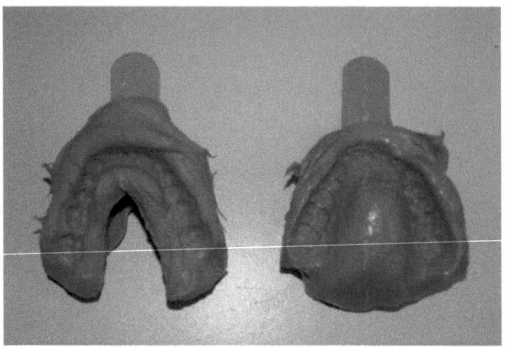

Photo 38 : Empreintes finales, inférieure à gauche et supérieure à droite

Les empreintes sont envoyées au laboratoire Resmed avec une fiche patient. Elle contient le nom, le prénom, l'adresse et le numéro de téléphone du patient. Il y est reporté l'ensemble des mesures vues précédemment, les éventuelles remarques sur l'articulé dentaire et la dentition. Il est joint, l'accord de prise en charge de la sécurité sociale, et le chèque à l'ordre du laboratoire créant la prothèse.

II.2- Fabrication de l'orthèse

L'orthèse ORM Narval est à ce jour usinée par frittage laser CADCAM, ce qui correspond à une modélisation et une production assistée par ordinateur. Nous allons examiner ici, l'ensemble du processus de fabrication.

L'entreprise reçoit de la part du prescripteur une demande de réalisation d'orthèse. Celle-ci contient les empreintes des arcades dentaires supérieures et inférieures, les mesures nécessaires à la reproduction de l'articulé dentaire (ouverture buccale maximale, propulsion mandibulaire maximale et déviation latérale éventuelle de la mandibule lors de la propulsion), les éventuelles remarques sur l'articulé dentaire ou la dentition, le possible accord de prise en charge par la sécurité sociale, et le chèque à l'ordre du laboratoire.

II.2.1 Moulage en plâtre

Une équipe est responsable de recréer l'articulé dentaire à partir de la prise d'empreinte. Il faut tout d'abord réaliser un moulage en plâtre, permettant d'obtenir les arcades dentaires supérieure et inférieure en positif.

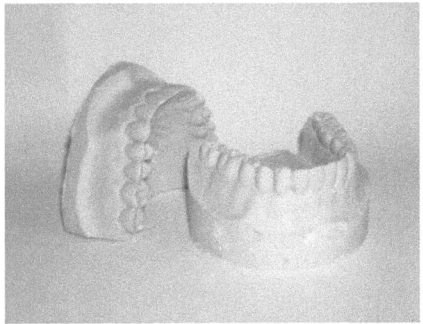

Photo 39 : Arcades dentaires supérieures et inférieures en plâtre

II.2.2 - Création informatisée de l'orthèse

Chaque arcade dentaire en plâtre est alors scannée et numérisée en 3D, permettant de recréer l'articulé dentaire du patient.

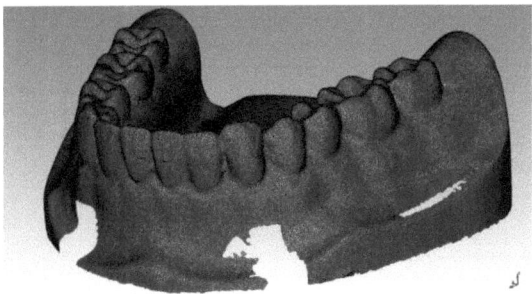

Photo 40 : Numérisation des arcades dentaires en 3D

Une équipe est alors responsable de la création informatique de l'orthèse.
Chaque arcade dentaire numérisée va être tout d'abord retravaillée :

- La première phase correspond à l'élimination de la base du modèle, inutile pour la création de l'orthèse.

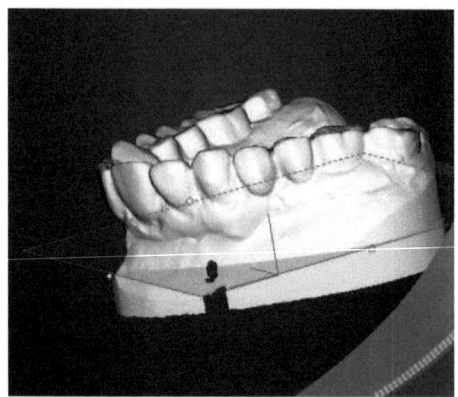

Photo 41 : Sélection de la base inutile à la création de l'orthèse

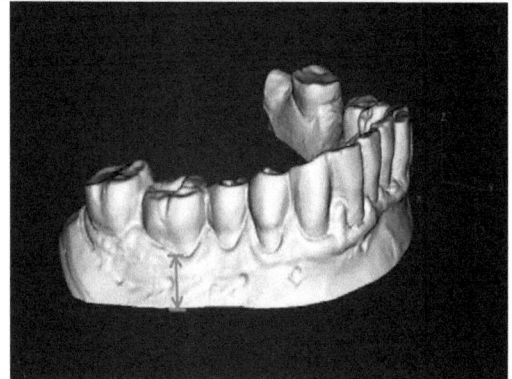

Photo 42 : Partie de l'arcade dentaire après élimination de la base

- La seconde phase consiste à enlever la partie superflue de la partie interne de l'arcade dentaire : au niveau du palais pour l'arcade supérieure et au niveau de la langue pour l'arcade inférieure.

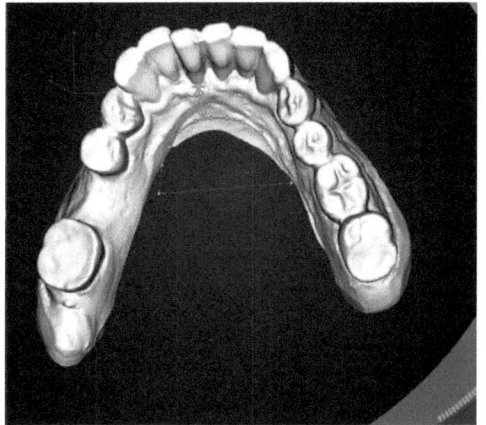

Photo 43 : Sélection de la partie interne à retirer

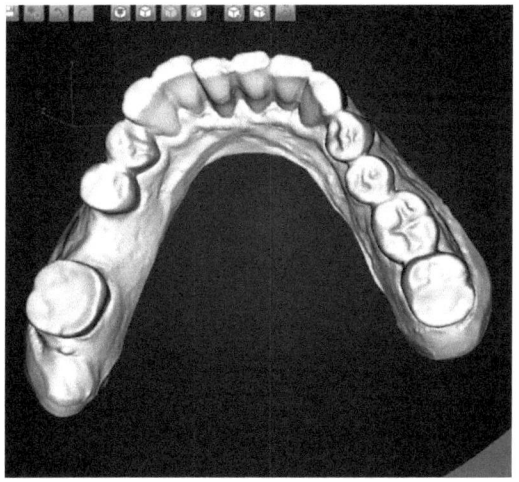

Photo 44 : Arcade dentaire après élimination de la partie interne

- Un maillage de chaque arcade dentaire permettant de recréer l'articulé dentaire du patient est alors réalisé.

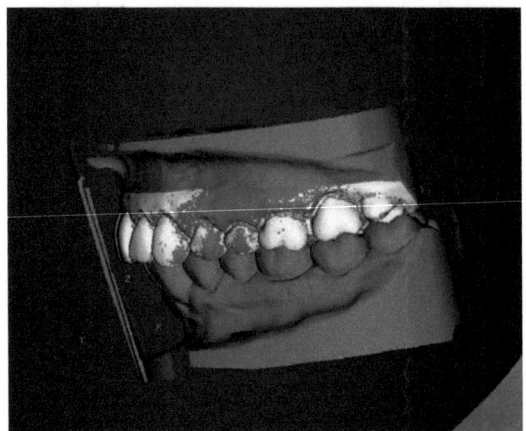

Photo 45 : Articulé dentaire en 3D après maillage

- Il est ensuite nécessaire d'identifier chaque dent, en effectuant la correspondance entre la dent sélectionnée et la dent sur le dessin de la mâchoire.

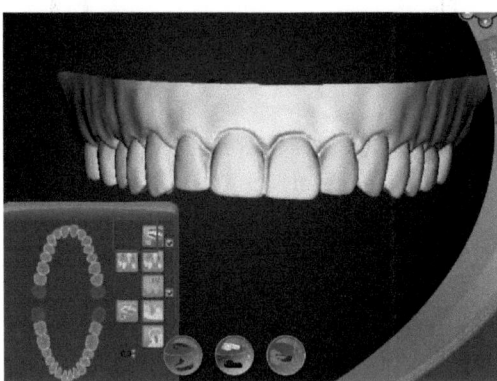

Photo 46 : Identification dentaire

- Après l'identification dentaire, il est nécessaire de générer une zone de protection entre la gouttière et la dent, mais aussi entre la gouttière et la gencive.

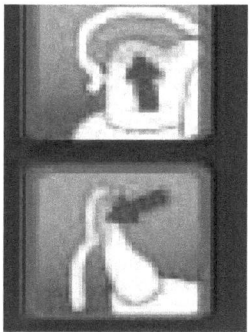

Photo 47 : Création de la zone de protection

- Il faut ensuite concevoir le positionnement de la mâchoire, aligner la mâchoire par rapport au centre des premières dents, puis aligner les axes symétriques par rapport aux condyles, et pour finir, déterminer la position globale de la mâchoire.

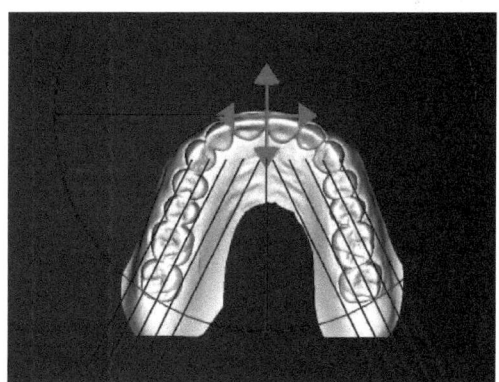

Photo 48 : Alignement de la mâchoire

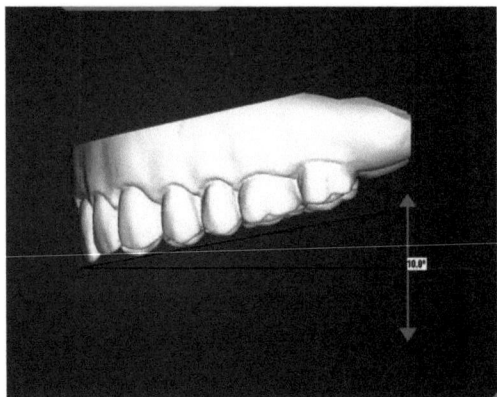

Photo 49 : Détermination de la position de la mâchoire

- Les dernières étapes avant la génération de l'orthèse numérique correspondent aux spécifications de l'orthèse, à la distance de propulsion désirée (en fonction de la propulsion maximale), et à l'ajustement du model.

- La gouttière est finalement générée, mais plusieurs points restent encore à travailler : il faut définir de nouveaux contours pour créer une gouttière uniforme et sans angle. Puis modifier certains plans de glissement pour éviter les interférences dans les propulsions et permettre aux deux mâchoires d'être en contact. Pour finir il faut intégrer les triangles et les positionneurs (permettant l'ancrage des biellettes). La gouttière est systématiquement conçue avec une épaisseur la plus fine possible.

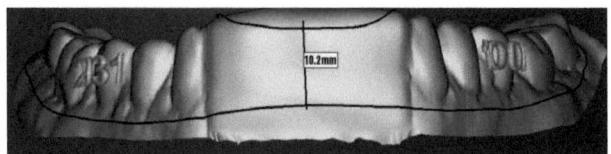

Photo 50 : Définition des nouveaux contours de l'orthèse

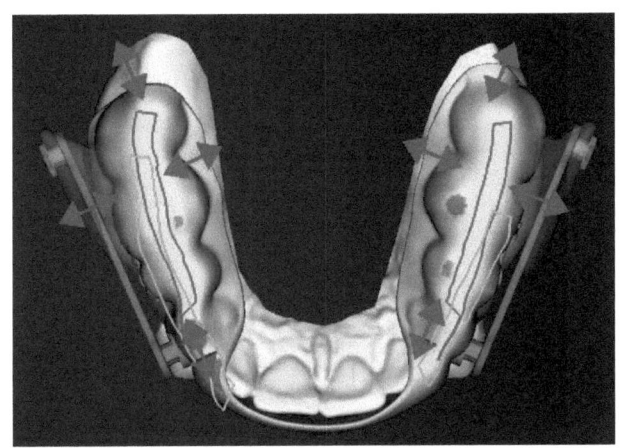

Photo 51 : Modification des plans de glissements

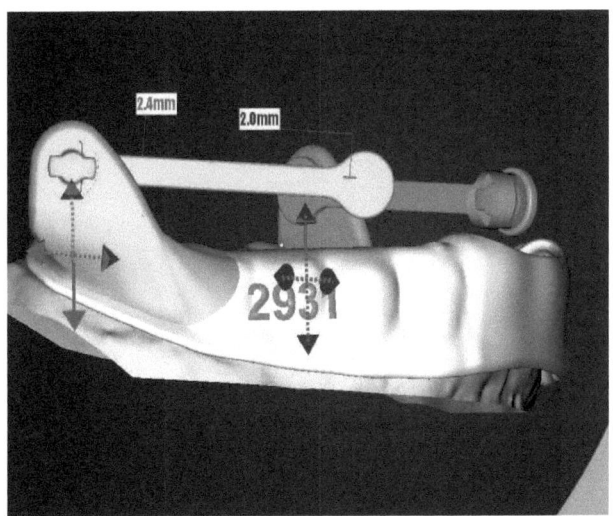

Photo 52 : Intégration des triangles

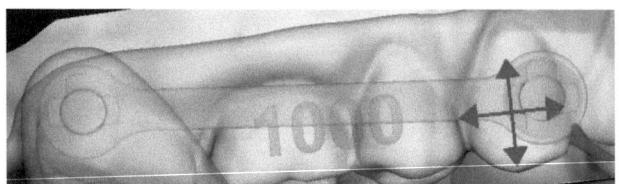

Photo 53 : Intégration des positionneurs

II.2.3 - Fabrication de l'orthèse par frittage

Le procédé, les machines et les différentes étapes restent à ce jour très protégés et nous ne n'avons pas l'autorisation de les divulguer. Nous exposerons ici le principe du frittage et le matériau utilisé pour l'orthèse ORM.

Une fois l'orthèse créée numériquement, sa conception « matérielle » va être réalisée par frittage laser.

Le matériau utilisé pour la fabrication de l'orthèse est le polyamide. C'est un polymère contenant des fonctions amides résultant d'une réaction de polycondensation entre les fonctions acide carboxylique et amine.

Le frittage est un procédé de fabrication de pièces, consistant à chauffer une poudre, sans jamais la mener à la fusion. Sous l'effet de la chaleur, les grains se soudent entre eux, ce qui forme la cohésion de la pièce. Le laser trace la forme de chaque strate (section de la pièce) et solidifie (polymérise) la poudre (grains de polyamide). Les grains non chauffés ne sont pas affectés et servent de support pour la couche suivante. Une nouvelle couche est étalée par un rouleau mécanique, et le cycle recommence. L'ensemble du processus est entièrement assisté par ordinateur.

II.2.4 - Contrôle qualité et retouches de l'orthèse

Les orthèses sont manipulées avec des gants en nitrile qui seront renouvelés après dégradation ou salissure.

A - Le contrôle qualité pré-finition

Le contrôle qualité pré-finition correspond à la première vérification. Il est effectué sur les orthèses tout juste déballées (opération de séparation des orthèses CADCAM de la poudre polyamide non frittée, après refroidissement de cette dernière).
Ce premier contrôle est déterminant. De lui dépendront les retouches supplémentaires à fournir avant polissage des orthèses. Il comporte plusieurs étapes :

- Etape 1 : vérification des spécifications de fabrication du praticien : conception particulière du bandeau (simple ou complète), recouvrement total ou non.

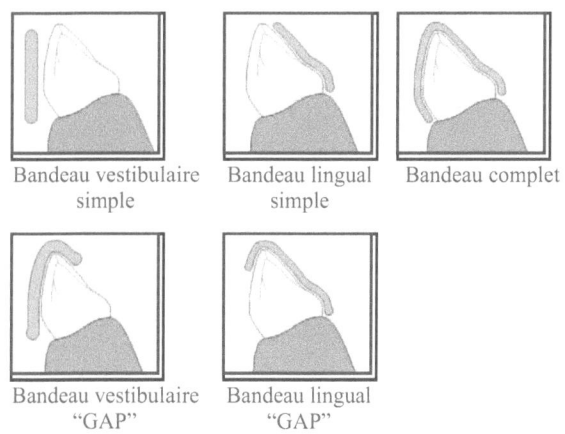

Figure 26 : Les différents types de bandeau

- Etape 2 : contrôle de la bonne rétention de l'orthèse sur les dents pour éviter le déclipsage de l'orthèse.

La rétention est l'élément ou partie de l'orthèse qui permet le maintien de cette dernière en position sur les arcades dentaires du patient. La rétention est obtenue par le principe de la contre-dépouille. Une dépouille est un angle, ou une pente constituant volontairement une pièce ou partie de pièce, facilitant son démoulage. Une pièce comportant une dépouille se démoule beaucoup mieux et endommage moins le moule. La contre-dépouille est le processus inverse.

On parle alors de capacité de clipsage ou d'accroche de l'orthèse sur les dents du patient. La zone comprise entre A et B représente la valeur de rétention (figure 42)

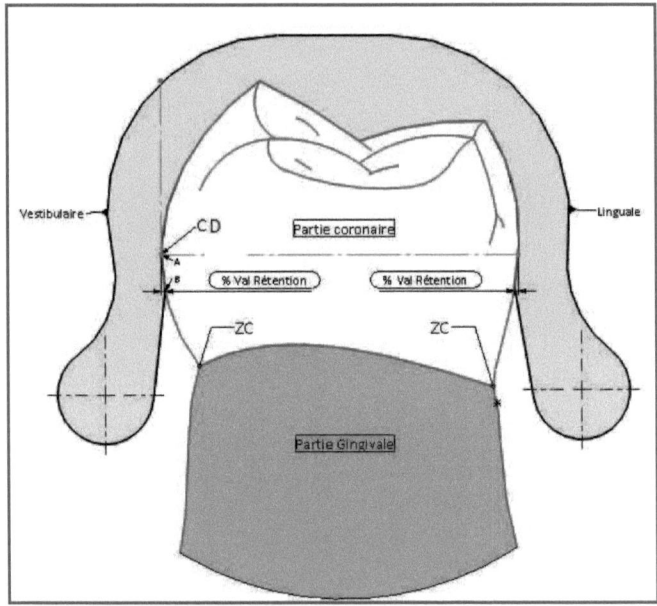

Figure 27 : Principe de rétention

Le contrôle consiste à positionner (clipser) avec les doigts chacune des gouttières sur son empreinte en plâtre puis à la retirer. Les gouttières doivent présenter une accroche suffisante sur les deux arcades dentaires du patient, mais non excessive, lors du déclipsage. Une attention particulière doit être portée sur les zones stratégiques de rétention, à savoir : au niveau des canines pour la gouttière supérieure et au niveau des molaires pour la gouttière inférieure.

Un bruit caractéristique d'un bon clipsage « clic » est perceptible. Une rétention excessive ou une rétention insuffisante nécessite des retouches.

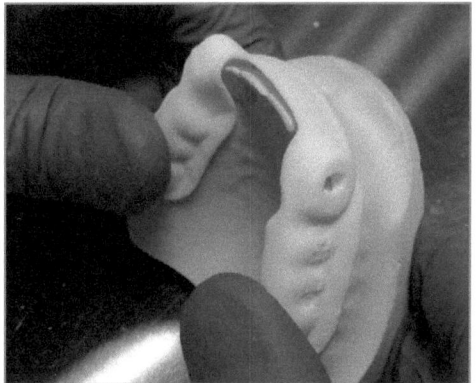

Photo 54 : Clipsage des gouttières sur son empreinte

- Etape 3 : contrôle du réglage de l'équilibration de l'orthèse selon une position statique connue.

Il faut assembler l'orthèse en réunissant les gouttières à l'aide des biellettes de taille adaptée à la propulsion souhaitée et contrôler le plan de glissement (surface de contact entre les deux gouttières). Puis il faut évaluer l'équilibre statique, c'est-à-dire l'alignement horizontal des deux gouttières. Il faut enfin contrôler l'influence des cuspides sur la dimension verticale d'occlusion (distance entre deux points arbitrairement choisis lorsque les surfaces occlusales sont en contact, et servant de référence pour quantifier l'épaisseur des deux gouttières entre les dents).

- Etape 4 : contrôle de l'adaptation conceptuelle de l'orthèse à l'état dentaire du patient pour un confort en bouche optimisé.

Il faut désassembler l'orthèse et positionner les gouttières sur les empreintes en plâtre. Une fois posées, les gouttières ne doivent pas générer d'appui gingival au niveau du collet dentaire, ni de contact ou de frottement avec les freins labiaux, les lèvres et les muqueuses.

- Etape 5 : contrôle de la résistance mécanique de l'orthèse dans le traitement à long terme.

Les deux gouttières sont observées une par une et l'on s'assure que la conception CADCAM n'a pas généré de défaut susceptible d'avoir un impact sur la résistance mécanique de l'orthèse.

- Etape 6 : contrôle du mécanisme de retenue mandibulaire du système boutonnière/triangle/biellette.

Il faut assembler l'orthèse (gouttières + biellettes) et examiner l'aspect global des éléments mécaniques : boutonnières/triangles/biellettes. Il faut contrôler l'absence de contact entre le triangle et la face vestibulaire de la gouttière maxillaire.

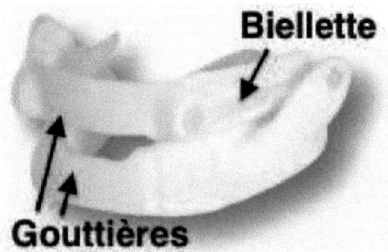

Photo 55 : Assemblage de l'orthèse

Enfin il faut examiner la taille des biellettes posées pendant l'assemblage de l'orthèse et mesurer au réglet l'avancée mandibulaire ainsi obtenue. Il est nécessaire de vérifier le jeu fonctionnel entre boutonnières maxillaires et tête de biellettes puis boutonnière des triangles et tête de biellettes.

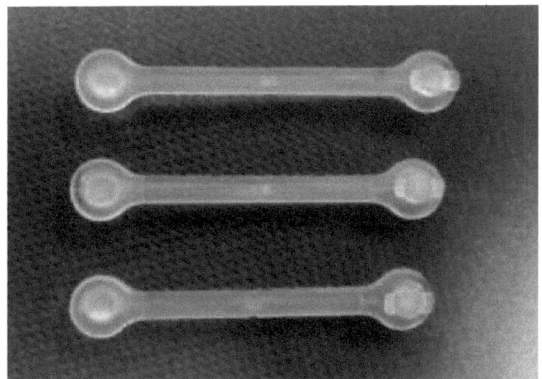

Photo 56 : Différentes tailles de biellettes

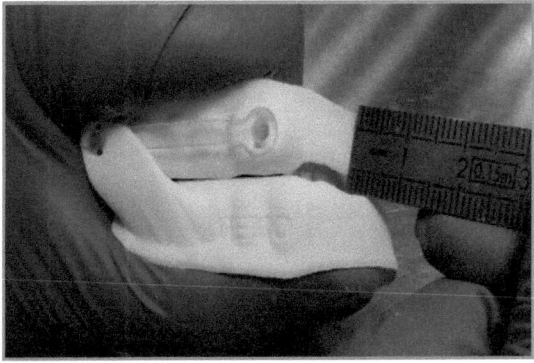

Photo 57 : Mesure au réglet de l'avancée mandibulaire

B - Contrôle de qualité final post-finition

Après avoir passé les six étapes de contrôle pré-finition, l'orthèse est retravaillée en surface. Le contrôle post-finition correspond au contrôle « Qualité Finale » : il faut assembler soigneusement l'orthèse en réunissant les gouttières à l'aide des biellettes indiquées et contrôler une dernière fois l'aspect général de l'orthèse.

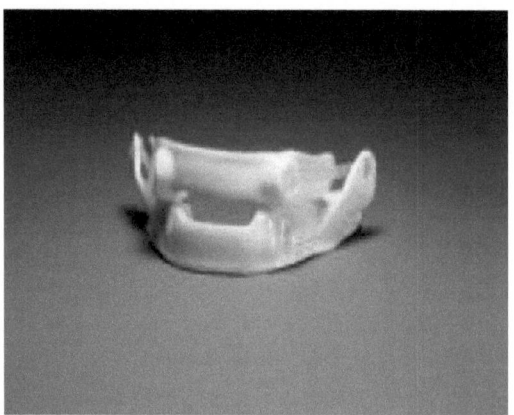

Photo 58 : Orthèse ORM après contrôle « Qualité Finale »

Toutes les étapes de la création de l'orthèse ORM sont réalisées en fonction du cahier des charges et du brevet détenu par l'entreprise ResMed.

III - Autorisation de mise sur le marché

III.1 - Généralités

Le marquage CE garantit le respect des directives européennes et permet la libre circulation des matériels et produits au sein de la communauté. Il correspond à une autorisation de mise sur le marché du produit. Pour apposer et obtenir le marquage CE le fabricant doit réaliser ou faire réaliser des contrôles et des essais qui assurent la conformité du produit aux exigences définies par la ou les directive(s) concernée(s). Ce marquage est apposé sous la pleine responsabilité du fabricant et de l'importateur.

Le fabricant (ou l'importateur) doit pouvoir fournir une déclaration CE de conformité, sous sa seule responsabilité et sans intervention d'un organisme notifié. C'est une auto certification. Le fabricant établit une documentation technique permettant de caractériser le dispositif (dessin et schémas de conception, méthodes de fabrication) et de vérifier sa conformité aux exigences de la directive (liste des normes ou des référentiels utilisés, rapports d'essais, données cliniques...). Le fabricant tient cette documentation à la disposition des autorités chargées des contrôles.

III.2 - Classification de l'orthèse d'avancée mandibulaire

L'orthèse d'avancée mandibulaire fait partie, en Europe, des dispositifs médicaux.

Un dispositif médical correspond à : tout instrument, appareil, équipement, logiciel, matière ou autre article, utilisé chez l'homme seul, à des fins diagnostiques et/ou thérapeutiques, de prévention, ou de contrôle d'une pathologie.

Les dispositifs médicaux sont répartis en quatre classes correspondant à des niveaux de risques croissants: classe I, classe IIa, classe IIb et classe III. Le classement se fait en fonction de 18 règles, déterminées par la commission européenne, et qui sont rassemblées dans la « Directive 93-42 CEE (communauté économique européenne) du 14 juin 1993 relative aux dispositifs médicaux » (98). Elle prend en compte de nombreux paramètres:
- le but thérapeutique ou diagnostic du dispositif médical.
- la durée d'utilisation du dispositif : temporaire, à court terme, à long terme.
- le caractère invasif ou non du dispositif.
- la fonction chirurgicale ou non du dispositif.
- le caractère actif ou non du dispositif,

- la partie vitale ou non du corps concernée par le dispositif (systèmes circulatoire et nerveux centraux par exemple).

La classe I correspond à un faible degré de risque. La classe IIa correspond à un degré moyen de risque. La classe IIb correspond à potentiel élevé de risque et la classe III correspond à un potentiel très sérieux de risques (elle comprend les dispositifs médicaux implantables actifs).

L'orthèse d'avancée mandibulaire ORM est classé : dispositif médical de classe I, sur mesure.

III.3 - Obtention du marquage CE

C'est la Directive 93/42 CEE (98) qui définit les exigences essentielles d'obtention du marquage CE. Elle ne précise cependant pas comment celles-ci doivent être prouvées. Nous verrons ici les différentes exigences du dispositif médical de type I sur mesure, auquel appartient l'orthèse d'avancée mandibulaire ORM.

III.3.1- Exigences générales

Les dispositifs doivent être conçus et fabriqués de telle manière, que lorsqu'ils sont utilisés, ils ne compromettent pas l'état clinique, la sécurité des patients, des utilisateurs ou d'autres personnes.
Il s'agit notamment de réduire, dans toute la mesure du possible, le risque d'une erreur d'utilisation due aux caractéristiques ergonomiques du dispositif et à l'environnement dans lequel il est utilisé. Il est nécessaire de tenir compte des connaissances, des techniques, de l'expérience, de l'éducation et de la formation, des utilisateurs et des prescripteurs.

Les dispositifs doivent atteindre les performances qui leur sont assignées par le fabricant sans compromettre l'état clinique et la sécurité des patients ou d'autres personnes.

Les dispositifs doivent être conçus, fabriqués et conditionnés de façon à ce que leurs caractéristiques et leurs performances, en vue de leur utilisation, ne soient pas altérées au cours du stockage et du transport.

Tout effet secondaire ou effet indésirable doit constituer un risque acceptable au regard des performances assignées.

III.3.2 Exigences spécifiques

Aux exigences générales vont s'ajouter des exigences spécifiques.

A. Propriétés chimiques, physiques et biologiques

Une attention particulière doit être apportée sur le choix des matériaux utilisés, notamment en ce qui concerne les aspects de la toxicité et de l'inflammabilité.
La compatibilité réciproque entre les matériaux utilisés, les tissus ou les cellules biologiques, ainsi que les liquides corporels doit être vérifiée.
Les dispositifs doivent être conçus, fabriqués et conditionnés de manière à minimiser :
- le risque que présentent les contaminants et les résidus.
- les risques découlant des éventuelles substances dégagées par le dispositif.
- les risques dus à la pénétration non intentionnelle de substances dans le dispositif.

B. Infection et contamination microbiennes

Les dispositifs et leurs procédés de fabrication doivent être conçus de manière à éliminer ou réduire autant que possible le risque d'infection pour le patient, l'utilisateur et les tiers. La conception doit permettre une manipulation facile et minimiser au maximum la contamination du dispositif par le patient ou inversement au cours de l'utilisation.

C. Propriétés relatives à la fabrication et à l'environnement

Les dispositifs doivent être conçus et fabriqués de manière à éliminer ou à minimiser :

- les risques liés à des conditions d'environnement raisonnablement prévisibles (pression, température)
- les risques d'interférences réciproques avec d'autres dispositifs utilisés de façon concomitante.
- les risques découlant du vieillissement des matériaux utilisés.

D. Déclaration relative au dispositif sur mesure

Pour les dispositifs sur mesure le fabricant doit rédiger une déclaration comprenant les informations suivantes pour chaque patient:
- le nom et l'adresse du fabricant.
- les données permettant d'identifier le dispositif en question.
- une déclaration selon laquelle le dispositif est destiné à l'usage exclusif d'un patient déterminé avec le nom de ce dernier.
- le nom du médecin ou d'une autre personne autorisée, qui a établi la prescription.
- les caractéristiques spécifiques du produit.
- une déclaration selon laquelle le dispositif est conforme aux exigences essentielles vues précédemment.

III.3.3 Informations fournies par le fabricant

Chaque dispositif doit être accompagné des informations nécessaires pour pouvoir être utilisé correctement et en toute sécurité. Il permet l'identification du fabricant. Ces informations doivent être répertoriées dans la notice d'instruction, contenue dans l'emballage de chaque dispositif.

III.4 - Les engagements du fabricant

Le fabricant s'engage à mettre en place et à tenir à jour pour les dispositifs médicaux de classe I :
- le procédé de fabrication du dispositif médical.

- une fiche stipulant que les produits fabriqués sont conformes à la directive.
- une procédure systématique d'examen des données acquises sur les dispositifs depuis leur production.
- à mettre en œuvre des moyens appropriés pour appliquer les mesures correctives nécessaires.

Pour les dispositifs sur mesure, le fabricant s'engage à examiner et à enregistrer les données acquises après la production et à mettre en œuvre des moyens appropriés pour appliquer les mesures correctives nécessaires. Cet engagement comprend l'obligation pour le fabricant d'informer les autorités compétentes des incidents dès qu'il en a connaissance, ainsi que des mesures correctives s'y rapportant.

Le dossier est ainsi « autoentretenu ». A chaque modification de l'orthèse, à chaque nouveau matériau utilisé, ou à chaque évènement négatif rapporté, le dossier est instruit et argumenté. Il est donc en évolution permanente et doit permettre de justifier chaque partie de la production de l'orthèse.

Pour les dispositifs sur mesure, le fabricant s'engage à tenir à la disposition des autorités nationales compétentes:
- la documentation indiquant le lieu de fabrication.
- la documentation permettant de comprendre la conception, la fabrication et les performances du produit, de manière à permettre l'évaluation de sa conformité aux exigences de la directive 93/42 CEE (98).
- la déclaration individuelle du bénéficiaire.

Les informations contenues dans les déclarations doivent être conservées pendant une période d'au moins cinq ans.

III.5 Contrôle du marquage CE

Les opérations d'évaluation et de contrôle des produits ont pour but de vérifier la conformité des dispositifs aux exigences essentielles de santé et de sécurité des directives européennes.

Elles sont conduites par l'Afssaps (agence française de sécurité sanitaire des produits de santé). Elles concernent les produits mis sur le marché en France et s'appuient notamment sur la déclaration CE de conformité et sur la documentation technique.
Les contrôles sont basés sur les données des produits issues des déclarations et des communications obligatoires réalisées par les fabricants, les mandataires, les distributeurs et sur les saisines reçues de tiers (institution, fabricant, professionnel de santé) par l'Afssaps.

IV - Conditions de remboursement de l'orthèse ORM®

En France le remboursement de l'orthèse ORM est codifié par la fiche LLP 2451474 de la Caisse Primaire d'Assurance Maladie Française (CPAM) (96).

IV.1- La première demande

Lors de la première demande de remboursement il faut réunir les éléments suivants :

- soit présenter un SAOS sévère après refus ou intolérance d'un traitement par PPC, soit présenter un SAOS modéré ou léger, l'un ou l'autre étant confirmé par polysomnographie ou polygraphie ventilatoire.
- une entente préalable remplie par le médecin prescripteur
- la réponse de l'organisme de sécurité sociale doit être adressée dans les délais prévus à l'article R. 165-23 du code de la sécurité sociale. La caisse d'assurance maladie du patient dispose d'un délai de 15 jours, à compter de la date de réception de la demande d'accord préalable, pour se prononcer. L'absence de réponse dans ce délai de 15 jours vaut acceptation. Seuls les refus de prise en charge font l'objet d'une réponse par courrier.
- l'orthèse d'avancée mandibulaire doit être un dispositif sur mesure. La prescription de cette orthèse nécessite la collaboration entre un spécialiste exerçant dans un centre du sommeil (diagnostic, traitement, suivi) et un praticien ayant des connaissances à la fois sur le sommeil et sur l'appareil manducateur (examen dentaire, prise d'empreintes, ajustements et réglages).
- la prescription sera précédée d'un examen dentaire pour éliminer toute contre-indication dentaire ou articulaire.

- l'efficacité de l'orthèse doit être contrôlée dans un délai maximal de trois mois par une polygraphie ventilatoire ou une polysomnographie.
- un suivi rigoureux doit être effectué au long cours par un spécialiste du sommeil. Un suivi tous les 6 mois de l'appareil manducateur doit être effectué.
- La prise en charge de l'orthèse exclut la possibilité de prise en charge d'un traitement par pression positive continue (PPC).

- L'orthèse doit être garantie un an.

IV.2 - Le renouvellement

Le renouvellement n'est autorisé qu'à l'issue d'une période de deux ans d'appareillage et est conditionné à :
- la démonstration de l'efficacité (amélioration des symptômes et diminution d'au moins 50 % de l'IAH sur la polygraphie de contrôle avec orthèse d'avancée mandibulaire)
- au respect du suivi odontologique. Tout renouvellement anticipé nécessitera un argumentaire de la part du prescripteur.

En cas d'échec objectivé du traitement par orthèse, un traitement par PPC pourra néanmoins être proposé.

V- Utilisation de l'orthèse

Lors de la consultation de remise de l'OAM, il est nécessaire d'expliquer au patient les modalités d'utilisation et de vérifier la bonne tolérance de celle-ci.

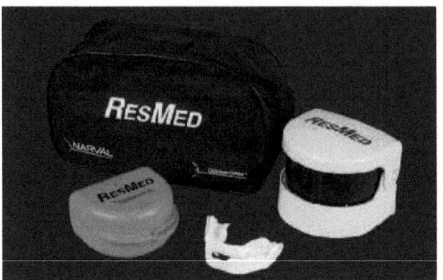

Photo 59 : Kit ResMed remis au patient

La société ResMed met à disposition des praticiens et du patient une notice explicative, permettant la bonne utilisation de l'orthèse ORM. Nous allons en décrire les principaux éléments :

Pour mettre en place l'orthèse il faut :
- se brosser les dents au préalable et passer la prothèse sous l'eau froide.
- placer l'appareil dans la bouche ouverte, la gouttière supérieure en haut.
- après avoir positionné la gouttière supérieure sur l'arcade dentaire supérieure, appuyer fermement avec les pouces, de bas en haut, au niveau des blocs prémolo-molaires afin que la prothèse se clipse sur les dents.
- avancer ensuite la mâchoire inférieure, positionner la gouttière inferieure sur l'arcade dentaire inferieure, appuyer fermement avec les indexs de haut en bas, au niveau des blocs prémolo-molaires.
- il ne faut pas mordre dans les gouttières pour mettre en place l'orthèse.

Pour retirer l'orthèse il faut :
- déclipser la gouttière inférieure en soulevant avec les ongles des pouces les bords de l'orthèse.
- procéder de la même façon pour déclipser la gouttière supérieure en utilisant les ongles des indexes.
- rincer et nettoyer l'appareil, puis le ranger.

Après chaque utilisation de l'appareil il faut le nettoyer en le brossant au savon de Marseille, avec une brosse à dents souples, puis le rincer.

La désinfection doit être réalisée 2 à 3 fois par semaines. Elle se réalise en plaçant l'orthèse dans le bac à ultrasons, remplis d'eau à 37°C, avec une pastille détartrante antibactérienne à base de bicarbonate de soude, pendant 10 minutes. L'orthèse doit être séchée après désinfection.

Le praticien peut effecteur des retouches ou des modifications sur l'OAM, si le patient décrit une mauvaise tenue ou une douleur localisée.

Ces retouches peuvent être réalisées au première essai de l'OAM ou plus tard.

Elles consistent principalement à fraiser avec une fraise à pan la zone de l'OAM blessante puis à lisser la zone retouchée avec une fraise mousse.

En cas de douleur lors de l'avancée mandibulaire avec l'OAM, sans propulsion maximale, il faut recherché une propulsion mandibulaire asymétrique. La mise en place de biellettes asymétrique permet de faire disparaître les douleurs.

VI - Etude du déplacement dentaire avec l'orthèse d'avancée mandibulaire ORM®

VI.1 Introduction

Comme tout appareil dentaire, les OAM ont des points d'ancrage dentaires et sont donc accusées de modifier l'articulé dentaire (78, 82, 99-111). A ce jour aucune publication, à notre connaissance, n'a encore étudié la mobilité dentaire engendrée par une OAM en rétention. Notre étude à pour but de quantifier et de définir les sens des déplacements dentaires engendrés par l'ORM® CADCAM, qui présente une conception et des retentissements biomécaniques différents des orthèses en propulsion.

VI.2 - Matériels et méthodes

L'étude inclut initialement 47 patients, tous étant suivis pour prise en charge d'un SAOS dans le Centre Hospitalier de Valence, service d'ORL et de chirurgie cervico-faciale.
Tous les patients sont porteurs d'une orthèse d'avancée mandibulaire Narval ORM® CADCAM. Il s'agit d'une orthèse de type bi-bloc, en rétention, fabriquée sur mesure, constituée de gouttières semi-rigides usinées par procédé de frittage, articulées par un système de triangles et de biellettes permettant une titration.
Les critères d'inclusion sont de : présenter un SAOS, porter une OAM de type ORM® CADCAM, ne pas présenter de contre indications au port d'une OAM. Un examen clinique ORL, stomatologique et dentaire complet ainsi qu'un panoramique dentaire et une téléradiographie de profil sont nécessaires, et obligatoires pour l'inclusion d'un patient. Les critères d'exclusion sont : un port de l'orthèse depuis moins de 12 mois, une mauvaise compliance au port journalier de l'orthèse, une baisse de moins de 50% de l'index d'apnées hypopnées (IAH) avec orthèse, une bulle d'air dans la prise d'empreinte, un moulage en plâtre mal scanné, ou une modification de l'arcade dentaire par des soins dentaires.

Les prises d'empreintes initiales (avant mise en place du traitement par OAM, et permettant la création de l'OAM) ainsi que les prises d'empreintes de contrôle (au moins 12 mois de port de l'orthèse) ont été réalisées par deux médecins ayant la même technique de prise d'empreinte.
Nous avons choisi d'utiliser pour les empreintes le Zerosil® soft qui est un silicone vulcanisant par addition, adapté pour la prise d'empreinte de situation. Dans un premier temps nous prenons les mesures nécessaires à la fabrication de l'orthèse : ouverture buccale maximale, propulsion maximale et éventuelle déviation latérale de la mandibule (droite ou gauche) lors de la propulsion, l'ensemble en millimètres.

Chaque prise d'empreinte dure 3 minutes. Le patient ne doit pas ressentir de douleur (évoquant un contact entre le porte empreinte et la gencive). Après le retrait du porte-empreinte, nous vérifions la qualité de l'empreinte elle-même.

Les prises d'empreintes sont ensuite adressées au laboratoire de Resmed. Le laboratoire réalise à partir des prises empreintes, un moulage en plâtre en positif, et recrée alors l'articulé dentaire du patient. Cet articulé dentaire est alors numérisé au nanomètre près, par un logiciel de scanning 3D. Le logiciel d'interprétation 3D Reshaper®, calcule la modification des distances du positionnement dentaire avant et après utilisation de l'OAM. Il nous permet d'obtenir, biais exclus (excès de plâtre, anomalie surfacique, variabilité de densité du matériau) une précision au dixième de millimètre. La position de chaque dent est déterminée par la géolocalisation de 60 points en moyenne par dent. La comparaison entre la première et la seconde empreinte est alors calculée par ordinateur. Les résultats permettent de connaître la variabilité dans l'espace de chaque dent.

Dans notre étude le calcul de la mobilité dentaire est regroupé par bloc dentaire. Au total dix blocs ont été définis : cinq pour l'arcade dentaire supérieure et cinq pour l'arcade dentaire inférieure. Les blocs correspondent aux blocs molaires, prémolo-canins, et incisifs. Ils sont définis ci-après.

Chaque mesure de déplacement d'un bloc dentaire correspond à un vecteur directionnel dans un repère tridimensionnel : M pour mésialisation ; D pour distalisation ; V pour vestibuloversion ; L pour linguoversion ; ML : pour mésialisation et linguoversion ; MV pour mésialisation et vestibuloversion ; DV pour distalisation et vestibuloversion ; DL pour distalisation et linguoversion ; E pour égression de la dent mais < 1 mm, et T pour un tassement, enfoncement, ou ingression de la dent < 1mm.

Pour l'arcade dentaire supérieure (S) :
- Bloc numéro 1S : dents 28, 27, 26
- Bloc numéro 2S : dents 25, 24, 23
- Bloc numéro 3S : dents 22, 21, 11, 12
- Bloc numéro 4S : dents 13, 14, 15
- Bloc numéro 5S : dents 16, 17, 18

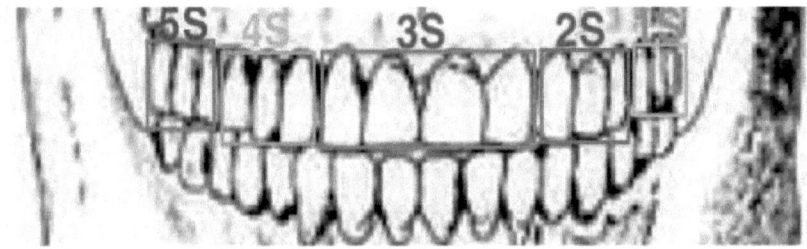

Photo 60 : Schéma des bloc dentaires supérieurs

Pour l'arcade dentaire inférieure (I) :
- Bloc numéro 1I : dents 38, 37,36
- Bloc numéro 2I : dents 35, 34, 33
- Bloc numéro 3I : dents 32, 31, 41, 42
- Bloc numéro 4I : dents 43, 44, 45
- Bloc numéro 5I : dents 46, 47, 48

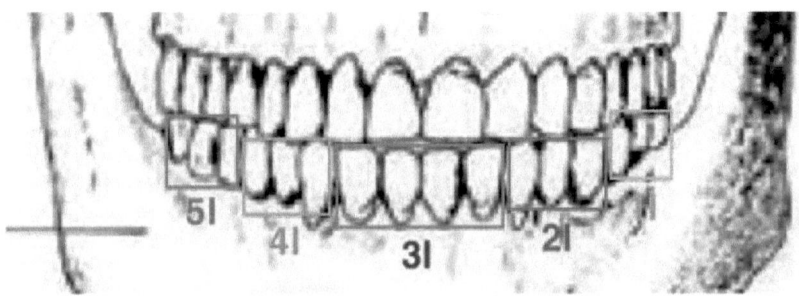

Photo 61 : Schéma des bloc dentaires inférieurs

VI.3 - Résultats

Parmi les 47 patients inclus initialement dans l'étude, 15 patients sont finalement éligibles selon non critères d'inclusion et d'exclusion.
La durée entre le premier port de l'orthèse et la seconde prise d'empreinte est en moyenne de 13,5 mois. L'âge moyen des patients est de 50,5 ans.
L'avancée mandibulaire moyenne des patients est de 6mm +/- 2mm. La tolérance est excellente pour l'ensemble des patients. L'index d'apnées hypopnées (IAH) de l'ensemble de ces patients est amélioré d'au moins 50%, avec disparition de la ronchopathie.

Les résultats de l'analyse sur données appareillées, montrent qu'il existe des déplacements spécifiques aux différents blocs dentaires.
Pour l'arcade dentaire maxillaire : le bloc incisif (bloc 3S) réalise une vestibuloversion de 0,18 mm, IC 95 [0,01 ; 0,36], $p < 0,05$. Pour l'ensemble des blocs molaires et prémolo-canins supérieurs il existe une distalisation : le déplacement pour le bloc 1S est de - 0,12 mm, IC 95 [- 0,22 ; - 0,01], $p < 0,05$; pour le bloc 2S de – 0,13 mm, IC 95 [- 0,19 ; - 0,06], $p < 0,05$; pour le bloc 4S de – 0,2 mm, IC 95 [- 0,29 ; - 0,11], $p < 0,05$; pour le bloc 5S de - 0,2 mm, IC [- 0,31 ; - 0,09], $p < 0,05$. Pour l'arcade mandibulaire: le bloc incisif 3I réalise une linguoversion de - 0,09 mm, IC 95 [- 0,25 ; - 0,08], $p > 0,05$. Pour l'ensemble des blocs molaires et prémolo-canins inférieurs il existe une mésialisation : le déplacement pour le bloc 1I est de 0,12 mm, IC 95 [- 0,002; 0,25], $p > 0,05$; pour le bloc 2I de 0,09 mm, IC 95 [- 0,04; 0,23], $p > 0,05$; pour le bloc 4I de 0,25 mm, IC 95 [0,16; 0,34], $p < 0,05$; pour le bloc 5I de 0,14 mm, IC 95 [0,02; 0,26], $p < 0,05$.

Pour l'ensemble des blocs molaires et prémolo-canins supérieurs et inférieurs, il ressort une petite prédominance de lingualisation des différents blocs.

Il existe une ingression infra-millimétrique pour certaines dents de l'arcade maxillaire : la 27 pour 3 patients, la 17 pour 4 patients, et la 16 pour 2 patients.
Il existe une égression pour certaines dents de l'arcade mandibulaire : la 37, 36, 47 et 46 chez un patient.

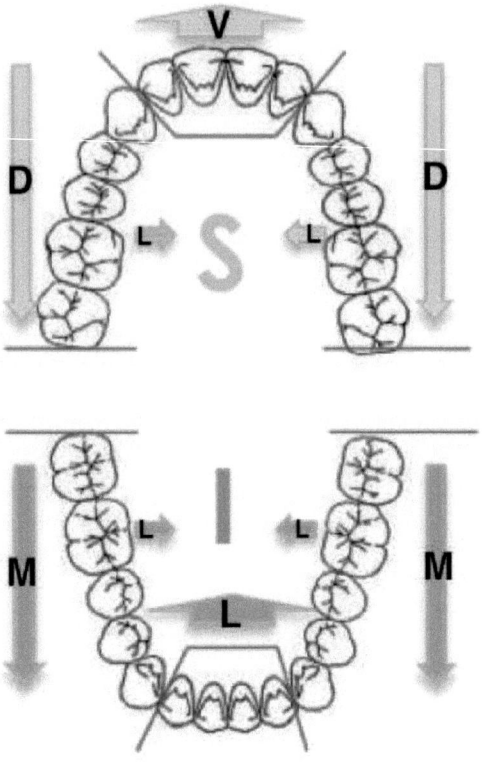

Axe de direction global de la mobilité du bloc :
M : mésialisation
D : distalisation
V : vestibuloversion
L : linguoversion

Arcade dentaire :
S : supérieure
I : inférieure

Figure 28 : Schéma des déplacements dentaires engendrés par l'ORM

		Arcade Maxillaire Supérieure																												
nt	T	Bloc 1					Bloc 2						Bloc 3						Bloc 4						Bloc 5					
		Mini	Maxi	Moy	Dir	/an	Mini	Maxi	Moy	Dir	/an	X	Mini	Maxi	Moy	Dir	/an	X	Mini	Maxi	Moy	Dir	/an	X	Mini	Maxi	Moy	Dir	/an	X
	12	0,12	0,23	0,17	M(L)	0,20	0,10	0,20	0,15	M(L)	0,20		0,10	0,36	0,23	M(L)	0,23	C	0,18	0,25	0,23	L	0,23		0,11	0,25	0,18	M(L)	0,18	
	18	0,01	0,10	0,05	D	0,03	T:27	0,01	0,10	0,05	D	0,03		0,10	0,90	0,28	L	0,19	C	0,08	0,13	0,10	D(V)	0,70		0,09	0,12	0,10	D(V)	0,70	T:17
	16	0,20	0,30	0,27	D(L)	0,20	T;27	0,10	0,30	0,23	L	0,17	E:23	0,10	0,15	0,13	L	0,10	I:12 - C	0,10	0,20	0,12	D(L)	0,09	I:13	0,15	0,40	0,24	D(L)	0,18	T:17
	12	0,11	0,15	0,12	D(L)	0,12	T:27	0,15	0,20	0,18	D(L)	0,18		0,27	0,55	0,41	L	0,41	C	0,15	0,20	0,17	D(L)	0,17		0,17	0,23	0,20	D(L)	0,20	T:17
	16	0,05	0,10	0,07	M(V)	0,05		0,05	0,15	0,10	V	0,08		0,02	0,09	0,07	V	0,05		0,05	0,09	0,06	V	0,05		0,05	0,08	0,07	V	0,05	
	13	I	I	I	I	I		0,10	0,25	0,20	D	0,18		0,20	0,25	0,23	V	0,21		0,15	0,35	0,25	D(L)	0,23		0,15	0,30	0,21	D(L)	0,19	
	12	0,10	0,20	0,18	D(L)	0,18		0,15	0,20	0,17	D(L)	0,17		0,27	0,46	0,35	V	0,35		0,10	0,31	0,23	D(L)	0,23		0,20	0,40	0,33	D(L)	0,33	T:16
	12	0,15	0,25	0,19	D(L)	0,19		0,15	0,25	0,19	D(V)	0,19		0,34	0,66	0,49	V	0,49		0,14	0,25	0,18	D(V)	0,18		0,23	0,45	0,34	D(V)	0,34	
	12	0,11	0,24	0,17	D(L)	0,17		0,10	0,27	0,18	D(L)	0,18		0,12	0,38	0,35	V	0,35		0,10	0,20	0,14	D(L)	0,14		0,08	0,11	0,10	LD	0,10	
	16	0,06	0,10	0,09	D	0,07		0,10	0,40	0,24	D(V)	0,18		0,50	0,90	0,80	V	0,60		0,10	0,25	0,20	D(V)	0,15		0,13	0,30	0,24	D(V)	0,18	
	12	0,11	0,72	0,38	D(V)	0,38		0,15	0,33	0,21	D(V)	0,21		0,33	0,55	0,44	V	0,44		0,06	0,55	0,24	D(L)	0,24		0,40	0,45	0,44	D(V)	0,44	
	13	0,20	0,81	0,54	D	0,50		0,05	0,30	0,12	D(V)	0,11		0,44	0,97	0,70	V	0,65		0,18	0,23	0,18	D(L)	0,17		0,14	0,15	0,15	D	0,14	T:17
	12	0,01	0,03	0,02	D	0,02		0,10	0,20	0,13	D(L)	0,13		0,06	0,15	0,13	V	0,13		0,10	0,30	0,22	D(V)	0,22		0,10	0,15	0,12	D(L)	0,12	
	12	0,07	0,08	0,08	L	0,08		0,05	0,18	0,21	D(L)	0,21		0,01	0,17	0,11	V	0,11		0,01	0,18	0,11	L	0,11		0,06	0,07	0,07	L	0,07	
	15	0,06	0,28	0,13	D(L)	0,10		0,05	0,40	0,27	D(L)	0,22		0,23	0,41	0,39	V	0,31		0,08	0,30	0,26	D(L)	0,21		0,04	0,34	0,31	D(L)	0,25	T:16

		Arcade Maxillaire inférieure																												
nt	T	Bloc 1					Bloc 2						Bloc 3						Bloc 4						Bloc 5					
		Mini	Maxi	Moy	Dir	/an	Mini	Maxi	Moy	Dir	/an	X	Mini	Maxi	Moy	Dir	/an	X	Mini	Maxi	Moy	Dir	/an	X	Mini	Maxi	Moy	Dir	/an	X
	12	0,50	0,80	0,63	M(L)	0,63		0,20	0,70	0,45	M(L)	0,45		0,27	0,33	0,3	M	0,30		0,30	0,50	0,45	M(L)	0,45		0,50	0,90	0,75	M(L)	0,75	
	18	0,27	0,32	0,30	L	0,20		0,40	0,60	0,50	L	0,34		0,01	0,10	0,02	L	0,01		0,10	0,50	0,29	M(L)	0,19		0,10	0,20	0,15	L	0,10	
	16	0,15	0,40	0,28	D(L)	0,21		0,10	0,30	0,16	M(V)	0,12		0,37	0,44	0,40	L	0,30		0,10	0,60	0,28	M	0,21		0,15	0,30	0,25	D(V)	0,19	
	12	0,10	0,15	0,13	M(L)	0,13		0,15	0,25	0,20	M(L)	0,20		0,20	0,35	0,3	L	0,30		0,20	0,30	0,28	M(L)	0,28		0,20	0,30	0,25	M(L)	0,25	
	16	0,10	0,15	0,13	D(L)	0,10	E:37	0,05	0,80	0,32	V	0,24		0,01	0,25	0,07	V	0,05		0,09	0,10	0,10	M(L)	0,06		0,05	0,10	0,07	D(V)	0,06	
	13	0,15	0,50	0,32	M(V)	0,30	T:37	0,15	0,30	0,16	M(L)	0,15		0,05	0,40	0,20	L	0,18		0,10	0,40	0,24	M(L)	0,22		0,10	0,15	0,13	V	0,12	I:46
	14	0,12	0,30	0,14	M(V)	0,14	T:37	0,10	0,30	0,20	M	0,20		0,17	0,30	0,22	L	0,22		0,20	0,40	0,34	M(V)	0,34		0,18	0,50	0,33	M(V)	0,33	E:47
	12	0,15	0,30	0,25	M(L)	0,25	E:36	0,06	0,28	0,18	M(L)	0,18		0,24	0,26	0,26	M	0,26		0,35	0,40	0,37	M(L)	0,37	T:45	0,28	0,30	0,30	M(L)	0,30	E:46
	12	0,15	0,23	0,20	D(V)	0,18		0,26	0,57	0,37	V	0,37		0,22	0,26	0,25	V	0,26		0,09	0,23	0,17	V	0,17		0,06	0,08	0,07	V	0,07	
	16	0,11	0,33	0,25	L	0,19		0,17	0,47	0,31	M(L)	0,23		0,10	0,56	0,45	V	0,34		0,06	0,12	0,95	M(L)	0,71		0,08	0,23	0,15	M(L)	0,11	
	12	0,15	0,20	0,18	D	0,18		0,17	0,27	0,18	D(L)	0,18		0,38	0,80	0,65	L	0,65		0,11	0,21	0,16	M	0,16		0,13	0,14	0,14	M	0,14	
	12	0,10	0,12	0,12	M(L)	0,11	T:36	0,10	0,21	0,15	L	0,14	I:34	0,31	0,48	0,42	L	0,39		0,10	0,20	0,17	M(L)	0,17	I:43	0,11	0,12	0,12	M(V)	0,11	
	12	0,31	0,36	0,34	M(V)	0,34	T:37	0,18	0,47	0,41	M(V)	0,41		0,17	0,22	0,20	L	0,20	C	0,07	0,22	0,16	M(V)	0,16		0,10	0,13	0,12	M	0,12	
	12	0,23	0,26	0,25	M	0,25	T:37	0,05	0,14	0,11	M(L)	0,11		0,12	0,14	0,13	V	0,13	C	0,06	0,20	0,17	M(L)	0,17		0,10	0,12	0,11	M(L)	0,11	
	15	0,03	0,13	0,08	M(V)	0,06		0,08	0,21	0,14	M(V)	0,11		0,16	0,48	0,31	L	0,25	C	0,05	0,20	0,13	M(L)	0,10		0,11	0,12	0,12	V	0,10	T:47

T : période de port de la prothèse en mois.
Min : mobilité minimale en mm.
Max : mobilité maximale en mm.
Moy: mobilité moyenne du bloc en mm.
Dir : axe principale de la mobilité.
/an : mobilité en mm rapporté à un an.
X : événement pris en compte pour le calcul de la moyenne et de la mobilité par an.

Axe de direction de la mobilité du bloc :
M : mésialisation
D : distalisation
V : vestibuloversion
L : linguoversion
M(L) : mésialisation et linguoversion
M(V) : mésialisation et vestibuloversion
D(V) : distalisation et vestibuloversion
D(L) : distalisation et linguoversion

Pour la case X :
Chiffre : correspondent à la numérotation de la dent
I : information inexploitable du à une déformation de l'empreinte ou à un rajout de matière significatif.
E : égression de la dent < 1 mm.
T : tassement, enfoncement de la dent < 1mm.
C : plusieurs chevauchements dentaires sur le bloc.
Composition des blocs: un chiffre correspond au numéro de la dent
Maxillaire inferieur :
-Bloc 5 : 48-47-46
-Bloc 4 : 45-44-43
-Bloc 3 : 42-41-31-32
-Bloc 2 : 33-34-35
-Bloc 1 : 36-37-38
Maxillaire supérieur :
-Bloc 5 : 18-17-16
-Bloc 4 : 15-14-13
-Bloc 3 : 12-11-21-22
-Bloc 2 : 23-24-25
-Bloc 1 : 26-27-28

Tableau 1 : Axe et importance de la mobilité dentaire par bloc dentaire pour l'arcade dentaire inférieure et supérieure de chaque patient

	N	Moyenne	Ecart-type	Erreur standard moyenne
/an_bloc1I	15	0,2183	0,13643	0,03523
/an_bloc2I	15	0,2287	0,11173	0,02885
/an_bloc3I	15	0,255	0,1500	0,0387
/an_bloc4I	15	0,2507	0,16368	0,04226
/an_bloc5I	15	0,1900	0,17538	0,04528
/an_bloc1S	14	0,16	0,135	0,036
/an_bloc2S	15	0,163	0,0531	0,0137
/an_bloc3S	15	0,3080	0,18459	0,04766
/an_bloc4S	15	0,2080	0,14756	0,03810
/an_bloc5S	15	0,2313	0,16745	0,04324

Test sur échantillon unique

	Valeur du test = 0					
	t	ddl	Sig. (bilatérale)	Différence moyenne	Intervalle de confiance 95% de la différence	
					Inférieure	Supérieure
/an_bloc1I	6,196	14	,000	,21827	,1427	,2938
/an_bloc2I	7,926	14	,000	,22867	,1668	,2905
/an_bloc3I	6,591	14	,000	,2553	,172	,338
/an_bloc4I	5,931	14	,000	,25067	,1600	,3413
/an_bloc5I	4,196	14	,001	,19000	,0929	,2871
/an_bloc1S	4,535	13	,001	,164	,09	,24
/an_bloc2S	11,862	14	,000	,1627	,133	,192
/an_bloc3S	6,462	14	,000	,30800	,2058	,4102
/an_bloc4S	5,459	14	,000	,20800	,1263	,2897
/an_bloc5S	5,350	14	,000	,23133	,1386	,3241

/an = déplacement
_bloc1 à 5 = bloc 1 à 5
I = inférieur
S = supérieur
Ex : /an_bloc1I = déplacement du bloc molaire inférieur gauche

Tableau 2 : Mouvement global des dents sans prendre en compte la direction

	N	Moyenne	Ecart-type	Erreur standard moyenne
/an_bloc1I	15	,1249	,23007	,05940
/an_bloc2I	15	,0927	,24353	,06288
/an_bloc3I	15	-,086	,2976	,0768
/an_bloc4I	15	,2507	,16368	,04226
/an_bloc5I	15	,1380	,22143	,05717
/an_bloc1S	14	-,116	,1801	,0481
/an_bloc2S	15	-,125	,1195	,0308
/an_bloc3S	15	,1840	,31534	,08142
/an_bloc4S	15	-,2013	,15716	,04058
/an_bloc5S	15	-,2007	,20551	,05306

Test sur échantillon unique

	Valeur du test = 0					
					Intervalle de confiance 95% de la différence	
	t	ddl	Sig. (bilatérale)	Différence moyenne	Inférieure	Supérieure
/an_bloc1I	2,103	14	,054	,12493	-,0025	,2523
/an_bloc2I	1,474	14	,163	,09267	-,0422	,2275
/an_bloc3I	-1,119	14	,282	-,0860	-,251	,079
/an_bloc4I	5,931	14	,000	,25067	,1600	,3413
/an_bloc5I	2,414	14	,030	,13800	,0154	,2606
/an_bloc1S	-2,419	13	,031	-,1164	-,220	-,012
/an_bloc2S	-4,042	14	,001	-,1247	-,191	-,059
/an_bloc3S	2,260	14	,040	,18400	,0094	,3586
/an_bloc4S	-4,962	14	,000	-,20133	-,2884	-,1143
/an_bloc5S	-3,782	14	,002	-,20067	-,3145	-,0869

/an = déplacement
_bloc1 à 5 = bloc 1 à 5
I = inférieur, S = supérieur
Ex : /an_bloc1I = déplacement du bloc molaire inférieur gauche

Tableau 3 : Etude du déplacement dentaire en prenant en compte les directions

VI.4 Discussion

Aujourd'hui le traitement de référence pour le SAOS sévère est la PPC (pression positive continue). L'orthèse d'avancée mandibulaire est recommandée en deuxième intention en cas de refus ou intolérance à la PPC lors d'un SAOS sévère, et peut être proposé en première intention chez un patient avec SAOS léger à modéré (10). Almeida FR. et al. (110), ont montré en 2010 que l'utilisation d'une machine PPC pendant plus de 2 ans modifie la relation entre les arcades et entraine des déplacements dentaires ; la PPC entraine une rétroclination des incisives supérieures, une rétrusion significative du maxillaire antérieur associée à une diminution de sa convexité. Ces premières observations sont corroborés par l'article de M. H. J. Doff (112) en 2013, qui retrouve une modification de l'occlusion antéropostérieure de O,1 +/- 0,6 mm pour la PPC ainsi qu'une diminution du nombre de points de contact dentaires au niveau des prémolaires. LA PPC entraine donc des déplacements dentaires qui n'étaient pas évident au premier abord pour l'adulte, n'ayant pas d'interaction direct avec les dents.

Notre étude met en avant des déplacements dentaires faibles pour l'ensemble des blocs (de 0,12 à 0,25 mm), avec une efficacité thérapeutique sur l'IAH (diminution d'au moins 50%).
A ce jour nos critères stricts d'inclusion et d'exclusion ne nous ont pas permis d'obtenir une cohorte de patients plus importante. Par ailleurs la durée de suivi de ces patients, ne donne des résultats qu'à court et moyen terme. Nous n'avons pas réalisé de calcul sur les téléradiographies de profil de contrôle ce qui ne nous permet pas de contrôler la mobilité dentaire par rapport aux insertions osseuses.

Les études de Marklund (78, 104) montrent qu'avec l'utilisation d'une orthèse d'avancée mandibulaire bi-bloc en propulsion (en acrylique dur ou en élastomère souple), et une avancée mandibulaire comparable, il existe une mésialisation de 0,4 +/- 0,6 mm des molaires et de 0,5 +/- 0,6 mm des prémolaires sans distinction entre arcade supérieure et inférieure. Ces résultats ont été obtenus soit, grâce à un pied à coulisse ayant une précision de 0,05mm soit, grâce à un papier calque avec une précision de 0,5mm. L'orthèse ORM CADCAM entraîne donc un déplacement dentaire des prémolaires et des molaires, 3 fois moins important, en moyenne, que les orthèses en propulsion en acrylique ou en elastomer utilisées par Marklund, et ceci avec une précision 5 fois plus importante (0,5mm pour Marklund vs 0,1mm pour notre étude).

Les différentes études réalisées avec des orthèses en rétention et en propulsion mettent en évidence des déplacements dentaires opposés. Avec le port d'une d'orthèse en propulsion utilisée par Marklund et Almeida (78, 104, 109, 113,114) il existe une palatoversion des incisives supérieures de 0,8° à 1,9° et une vestibuloversion des incisives inférieures de 1,5° à 2,8°. Avec l'orthèse ORM®, en rétention il existe une vestibuloversion des incisives supérieures de 0,18 mm ($p<0,05$) et une linguoversion des incisives inférieures de 0,09mm. Dans notre étude nous avons choisi de quantifier en millimètres le déplacement dentaire des incisives, ce qui malheureusement ne permet pas de comparer le déplacement dentaire des différentes études Ces différentes études réalisées avec des orthèses en rétention et en propulsion mettent en évidence des déplacements dentaires opposés. Pour les molaires et les prémolaires leurs déplacements respectifs s'expliquent par les différences de forces exercées par ces deux types d'orthèses. Les orthèses en propulsion exercent des forces à direction et sens antéro-inférieurs uniquement. Les orthèses en rétention exercent de façon prédominante des forces dans le plan occlusal (92)

Les outils de scanning et d'interprétation informatique des mouvements dentaires apparaissent comme très séduisants, puisqu'ils donnent une grande précision dans la numérisation des empreintes, ont une excellente reproductibilité, et sont d'une grande fiabilité. La précision devrait pouvoir s'améliorer avec les scanners endobuccaux, qui permettront de se soustraire à la prise d'empreinte en silicone ou aux alginates. Ce type d'étude doit aider à améliorer la répartition des pressions et à minimiser les effets secondaires des OAM.

CONCLUSION

Le syndrome d'apnée du sommeil est passé en quelques années d'une simple conjugopathie à un véritable problème de santé public. Le SAOS est aujourd'hui une pathologie plus fréquemment diagnostiquée grâce aux progrès technologiques, à l'éducation des médecins et de leurs patients. Son retentissement sur l'organisme est tel, qu'il nécessite une prise en charge multidisciplinaire obligatoire.

Les traitements du SAOS évoluent rapidement et sont actuellement nombreux. La PPC, qui représentait une première avancée médicale, n'est plus la seule arme curative. Les orthèses d'avancée mandibulaires s'imposent aujourd'hui, comme l'une des principales options thérapeutiques. Elles ont fait la preuve de leur efficacité, de leur bonne tolérance, et assure une bonne observance, quelque soit la sévérité du SAOS.

L'orthèse Naval ORM® de ResMed est aujourd'hui la seule orthèse usinée par frittage laser, et produite à l'échelle industrielle. Sa modélisation et sa production sont entièrement assistées par ordinateur. Grâce à son système bi-bloc en rétention et à sa réalisation sur mesure, l'ORM® offre de nombreux avantages par rapport aux autres OAM : elle engendre des forces plus faibles sur les muscles masticateurs, une pression méniscale moindre et l'absence d'ouverture buccale iatrogène. Notre étude montre que l'utilisation quotidienne de l'ORM® pour le traitement du SAOS, entraine un déplacement dentaire plus faible que les autres OAM, à court et moyen terme.

Notre étude doit permettre l'optimisation de la répartition des pressions et la minimalisation des effets secondaires de l'orthèse ORM®. Des études semblables devront être réalisées sur les autres types d'OAM pour permettre leur évaluation et leur comparaison.

Les futurs scanner endobuccaux et le transfert internet des données, devraient apporter une plus grande précision de la prise d'empreinte, diminuer les artefacts des moulages, et accélérer la transmission des données en raccourcissant les délais de fabrication de ces orthèses sur mesure.

Abréviations

3D : trois dimensions
AFSSAPS : agence française de sécurité sanitaire des produits de santé
ATM : articulation temporomandibulaire
BPCO : broncho-pneumopathie chronique obstructive
CO_2 : dioxyde de carbone
CADCAM : computer-aided design and computer-aided manufacturing
CEE : communauté économique européenne
CPAM : caisse primaire d'assurance maladie française
CPAP : continuous positive airway pressure
ECG : électrocardiogramme
EEG : électroencéphalogramme
EMG : électromyogramme
EOG : électroocculogramme
HAD : hospital anxiety and dépression scale
IAH : index d'apnée-hypopnée
IMC : indice de masse corporelle
IMT : intima media thickness
IRM : imagerie par raisonnace magnétique
MAS : mandibular advance system
MADRS : montgomery and asberg depression rating scale
MSLT : multiple sleep latency test
OAM : orthèse d'avancée mandibulaire
ORL : otorhinolaryngologie
ORM : optimisation de la retenue mandibulaire
OSleR : oxford sleep resitance test
PPC : pression positive continue
REM : rapid eye movement
SADAM : syndrome algodystrophique de l'appareil manducateur
SAOS : syndrome d'apnée obstructif du sommeil
SLL : sommeil lent léger
SLP : sommeil lent profond
SP : sommeil paradoxal
St : stade
UVPP : uvulo-palato-pharyngoplastie
TILE : test itératif de latence d'endormissement
TME : test de maintien de l'éveil
VADS : voies aérodigestives supérieures

Références bibliographiques

(1) Charles Dickens - Les Papiers posthumes du Pickwick Club - Traduction par Pierre Grollier - Hachette, 1893 (Tome 1, pp. 59)

(2) Osler W. The principle and practice of medicine. New York, Appleton 5th Ed 1918

(3) Ikematsu T. Study of snoring IV th Report Therapy. J Jap ORL 1964 ; 64 : 334-335

(4) Gastaud H, Tassinari C. Duron B. Etude polygraphique des manifestations épisodiques diurnes et nocturnes du syndrome de Pickwick. Rev Neurol 1965 ; 112 : 573-579

(5) Kuhlo W. Dolle C, Franck MC. Erfolgreische Behandlung eines Pickwick Syndrom durch eine dauertracheal canule. Dtsch Med Wochenschr 1969 ; 94 : 1286-1290

(6) Fujita S, Conway W, Zorick F, et al. Surgical correction of anatomic abnormalities in obstructive sleep apnea syndrome : Uvulopalatopharyngoplasty. Otolaryngol Head Neck Surg 1981 ; 89 : 923-934

(7) Sullivan C, Berton-Jones M, Issa F, Eves L. Reversal of obstructive sleep apnea by continuous positive airways pressure applied through the nares. Lancet 1981 ; 8225 : 862-865

(8) Young T., et al. The occurrence of sleep disordered breathing among middle aged adults. N Engl J Med 1993 ; 328 (17) : 1230-1235

(9) DurieuxP et al. Epidémiologie du syndrome d'apnées du sommeil de l'adulte. Rev Mal Resp 1990 ; 7 : 441-449

(10) Recommandations pour la pratique clinique du syndrome d'apnées hypopnées obstructives du sommeil de l'adulte - Revue des Maladies Respiratoires 27 (7) : 806-833

(11) Fogel RB. Malhotra A, Shea SA, Edwards JK, White DP. Reduced genioglossal activity with upper airway anesthesia in awake patients with OSA. J Appl Physiol 2000 ; (88) : 1346-1354

(12) Colrain IM, Trinder J, Fraser G, Wilson GV. Ventilation during sleep onset. J Appl Physiol 1987 ; (5) : 2067-2074

(13) Martin SE, Mathur R, Marshall I, Douglas NJ. The effect of age, sex, obesity and posture on upper airway size. Eur Respir J 1997 ; 10 (9) : 2087-90

(14) Whittle AT, Marshall I, Mortimore IL, Wraith PK, Sellar RJ, Douglas NJ. Neck soft tissue and fat distribution: comparison between normal men and women by magnetic resonance imaging. Thorax 1999 54 (4) : 323-328

(15) Brooks LJ, Strohl KP. Size and mechanical properties of the pharynx in healthy men and women. Am Rev Respir Dis 1992 ; 146 (6) :1394-1397

(16) Leiter JC. Upper airway shape: Is it important in the pathogenesis of obstructive sleep apnea. Am J Respir Crit Care Med 1996 ; 153 (3) : 894- 898

(17) Schwab RJ, Goldberg AN. Upper airway assessment: radiographic and other imaging techniques. Otolaryngol Clin North Am 1998 ; 31 (6) : 931-968

(18) Gangwisch et al. Short sleep duration as a risk factor for hypertension: analyses of the first National Health and Nutrition Examination Survey. Hypertension 2006 ; 47 : 833-839

(19) Elmasry A, Lindberg E, Hedner J, Janson C, Boman G. Obstructive sleep apnoea and urine catecholamines in hypertensive males: a population-based study. Eur Respir J 2002 ; 19 (3) :511-517

(20) Logan AG et al. High prevalence of unrecognized sleep apnoea in drug-resistant hypertension. J Hypertens 2001 ; 19 (12) : 2271-2277

(21) Peker Y, Carlson J, Hedner J. Increased incidence of coronary artery disease in sleep apnoea: a long-term follow-up. Eur Respir J 2006 ; 28 (3) : 596-602

(22) Baguet et al. The severity of oxygen desaturation is predictive of carotid wall thickening and plaque occurrence. Chest 2005 ; 128 : 3407–3412

(23) Peker Y et al. Increased incidence of coronary artery disease in sleep apnoea: a long-term follow-up Eur Respir J 2006 ; 28 : 596-6

(24) Yaggi HK, et al. Obstructive sleep apnea as a risk factor for stroke and death. N Engl J Med 2005 ; 353 : 2034-41

(25) Parra O, et al. Time course of sleep-related breathing disorders in first-ever stroke or transient ischemic attack. Am J Respir Crit Care Med 2000 ; 161 : 375-380

(26) Hedner J, Ejnell H, Caidahl K. Left ventricular hypertrophy independent of hypertension in patients with obstructive sleep apnoea. J Hypertens 1990 ; 8 (10) :941-946

(27) Gottlieb DJ, et al. Prospective study of obstructive sleep apnea and incident coronary heart disease and heart failure: the sleep heart health study. Circulation 2010 ; 122 (4) : 352-60

(28) Kahn R et al. The metabolic syndrome: time for a critical appraisal: joint statement from the American Diabetes Association and the European Association for the Study of Diabetes. Diabetes Care 2005 ; 28 : 2289-2304

(29) Chin K et al. Associations between obstructive sleep apnea, metabolic syndrome, and sleep duration, as measured with an actigraph, in an urban male working population in Japan. Sleep 2010 ; 33 (1) : 89-95

(30) Spiegel K et al. Sleep loss : a novel risk factor for insulin resistance and type 2 diabetes. J Appl Physiol 2005 ; 99 : 2008–2019

(31) Laaban et al, Prevalence and predictive factors of sleep apnoea syndrome in type 2 diabetic patients. Diabetes & Metabolism 2009 ; 35 (5) : 372-377

(32) Vgontzas AN, Bixler EO, Chrousos GP. Sleep apnea is a manifestation of the metabolic syndrome. Sleep Med Rev 2005 ; 9 (3) : 211-224.

(33) Pasarica M, et al. Reduced adipose tissue oxygenation in human obesity: evidence for rarefaction, macrophage chemotaxis, and inflammation without an angiogenic response. Diabetes 2009 ; 58 (3) : 718-725

(34) Hajer GR, van Haeften TW, Visseren FL. Adipose tissue dysfunction in obesity, diabetes, and vascular diseases. Eur Heart J 2008 ; 29 (24) : 2959-2971

(35) Mokhlesi B. Obesity hypoventilation syndrome: a state-of-the-art review. Respir Care 2010 ; 55 (10) :1347-1362

(36) Piper AJ, Grunstein RR. Current perspectives on the obesity hypoventilation syndrome. Curr Opin Pulm Med 2007 ; 13 (6) : 490-496

(37) Berger KI, Ayappa I, Sorkin IB, Norman RG, Rapoport DM, Goldring RM. Postevent ventilation as a function of CO_2 load during respiratory events in obstructive sleep apnea. J Appl Physiol 2002 ; 93 (3) : 917-924

(38) Nowbar S. et al. Obesity-associated hypoventilation in hospitalized patients: prevalence, effects, and outcome. Am J Med 2004 ; 116 (1) :1-7

(39) Ohayon MM. et al. The effects of breathing-related sleep disorders on mood disturbances in the general population. J Clin Psychiatry ;64 (10) : 1195-1200

(40) Stepnowsky CJ, Palau JJ, Zamora T, Ancoli-Israel S, Loredo JS. Fatigue in sleep apnea: the role of depressive symptoms and self-reported sleep quality. Sleep Med 2011 ; 12 (9) : 832-7

(41) Horne JA, Reyner LA. Sleep related vehicle accidents. BMJ 1995 ; 4 (310) : 565-7

(42) Young T, Blustein J, Finn L, Palta M. Sleep-disordered breathing and motor vehicle accidents in a population-based sample of employed adults. Sleep 1997 ;20 (8) : 608-13

(43) Mazza S, et al. Driving ability in sleep apnoea patients before and after CPAP treatment: evaluation on a road safety platform. Eur Respir J. 2006 ; 28 (5) :1020-1028

(44) Stouff H. Rapport national France. Journées d'Etudes Asecap 18 au 21 mai 2008. Marrakech, Maroc

(45) Suratt PM, Findley LJ. Driving with sleep apnea. N Engl J Med 1999 ; 340 (11) : 881-883

(46) Sassani A, et al. Reducing motor-vehicle collisions, costs, and fatalities by treating obstructive sleep apnea syn- drome. SLEEP 2004 ; 27 (3) : 453-458

(47) Duran, J., et al. Obstructive sleep apnea-hypopnea and related clinical features in a population based sample of subjects aged 30 to 70 yr. Am J Respir Crit Care Med, 2001. 163(3 Pt 1): p. 685-689.

(48) Bixler, E.O., et al. Effects of age on sleep apnea in men :prevalence and severity. Am J Respir Crit Care Med 1998 ; 157 (1) : 144-148

(49) Young, T., et al. Predictors of sleep disordered breathing in community dwelling adults: the Sleep Heart Health Study. Arch Intern Med 2002 ; 162 (8) : 893-900

(50) Mitler, M.M., et al. Bedtime ethanol increases resistance of upper airways and produces sleep apneas in asymptomatic snorers. Alcohol Clin Exp Res 1988 ; 12 (6) : 801-805

(51) Scanlan, M.F., et al. Effect of moderate alcohol upon obstructive sleep apnoea. Eur Respir J 2000 ; 16 (5) : 909-913

(52) Peppard, P.E., et al. Longitudinal study of moderate weight change and sleep disordered breathing. JAMA 2000 ; 284 (23) : 3015-3021

(53) Strobel RJ, Rosen RL. Obesity and weight loss in obstructive sleep apnea: a critical review. Sleep 1996 ; 19 : 104-115

(54) Young T, Peppard PE, Taheri S. Excess weight and sleep-disordered breathing. J Appl Physiol 2005 ; 99 : 1592-1599

(55) Oksenberg A, et al. Positional vs nonpositional obstructive sleep apnea patients: anthropomorphic, nocturnal polysomnographic, and multiple sleep latency test data. Chest 1997 ; 112 : 629-639

(56) Mador MJ, Kufel TJ, Magalang UJ, Rajesh SK, Watwe V, Grant BJ. Prevalence of positional sleep apnea in patients undergoing polysomnography. Chest 2005 ; 128 (4) : 2130-7

(57) Jocik R, et al. Positional treatment vs continuous positive airway pressure in patients with positional obstructive sleep apnea syndrome. Chest 1999 ; 115 : 771-781

(58) Engleman HM, Wild MR. Improving CPAP use by patients with the sleep apnoea/hypopnoea syndrome. Sleep Med Rev 2003 ; 7 : 81-99

(59) Pépin JL, et al. Side effects of nasal continuous positive airway pressure in sleep apnoea syndrome. Study of 193 patients in two French sleep centers. Am J Respir Crit Care Med 1995 ; 107 : 375-381

(60) Giles TL, et al. Continuous positive airways pressure for obstructive sleep apnoea in adults. Cochrane Database Syst Rev 2007 ; 167 : 757-764

(61) Hack M, et al. Randomized propsective parallel trial of therapeutic versus subtherapeutic nasal continuous positive airway pressure on simulated steering performance in patients with obstructive sleep apnoea. Thorax 2000 ; 55 : 224-231

(62) George CF. Reduction in motor vehicle collisions following treatment of sleep apnea with nasal CPAP. Thorax 2001 ; 56 : 508-512

(63) Marin JM, et al. Long-term cardiovascular outcomes in men with obstructive sleep apnoea-hypopnoea with or without treatment with continuous positive airway pressure: an observational study. Lancet 2005 ; 365 : 1046-1053

(64) Peker Y, et al. Increased incidence of cardiovascular disease in middle-aged men with obstructive sleep apnea: a 7-year follow-up. Am J Respir Crit Care Med 2002 ; 166 :159-165
(65) McArdle N, et al. Long-term use of CPAP therapy for sleep apnea/hypopnea syndrome. Am J Respir Crit Care Med 1999 ; 159 : 1108-14

(66) Coples S.M. et al. Surgical modifications of the upper airway for obstructive sleep apnea in adults: a systematic review and meta-analysis. Sleep 2010 ; 33 (10) : 1396-407

(67) Sundaram S, Bridgman SA, Lim J, Lasserson TJ. Surgery for obstructive sleep apnoea. Cochrane Database Syst Rev. 2005 ; 19 (4) : CD001004

(68) Bettega et al. Obstructive sleep apnea syndrome. Am J Respir Crit Care Med 2000 ; 162 : 641-649

(69) Riley, R., C. Guilleminault, N. Powell et S. Derman, Mandibular osteotomy and hyoid bone advancement for obstructive sleep apnea: a case report. Sleep 1984 ; 7 (1) : 79-82

(70) Won et al. Surgical treatemetn sleep apnea surgery Proc. Am thorac Soc 2008 ; 5 : 193-199

(71) Eastwood PR et al. Treating obstructive sleep apnea with hypoglossal nerve stimulation. Sleep 2011 ; 34 (11) : 1479-86

(72) Lowe A., Fleetham J., Ryan F., Mathews B. Effects of a mandibular repositioning appliance used in the treatment of obstructive sleep apnea on tongue muscle activity. Sleep and respiration 1990 ; 395-405

(73) Isono S., et al. Advancement of the mandible improves velopharyngeal airway patency. J Appl Physiol 1995 ; 79 : 2132-2138

(74) Bonham P.E., Currier G.F., Orr W.C., Ohtman J., Nandra RS. The effect of a modified functional appliance on obstructive sleep apnea. Am J Orthod Dentofacia Orthop 1988 ; 94 : 384-392

(75) Sutherland K, et al. Comparative effects of two oral appliances on upper airway structure in obstructive sleep apnea. Sleep 2011 ; 34 (4) : 469-477

(76) Petit FX, Pépin JL, Bettega G, Sadek H, Raphaël B, Lévy P. Mandibular advancement devices: rate of contraindications in 100 consecutive obstructive sleep apnea patients. Am J Respir Crit Care Me 2002 ; 166 (3) : 274-8

(77) Marklund M, Stenlund H, Franklin KA. Mandibular advancement devices in 630 men and women with obstructive sleep apnea and snoring: tolerability and predictors of treatment success. Chest 2004 ; 125 (4) :1270-1278

(78) Marklund M, Franklin KA, Persson M. Orthodontic side-effects of mandibular advancement devices during treatment of snoring and sleep apnoea. Eur J Orthod 2001 ; 23 (2) : 135-44

(79) Clark GT, Arand D, Chung E, Tong D. Effect of anterior mandibular positioning on obstructive sleep apnea. Am Rev Respir Dis 1993 ; 147 : 624-629

(80) Nakazawa Y., et al. Treatment of sleep apnea with prosthetic mandibular advancement. Sleep 1992 ; 15 : 499-504

(81) Ichioka M., et al. A dental device for the treatment of obstrucive sleep apnea. A preliminary study. Otolaryngol Head Neck Surg 1991 ; 104 : 555-558

(82) Lim J., et al. Oral appliances for obstructive sleep apnoea. The Cochrane Library 2007 ; issue 4

(83) Karl Franklin. Report of a joint Nordic project. Obstructive sleep apnoea syndrom: a systematic review. Juin 2007

(84) Hoffstein V. Review of oral appliances for treatment of sleep-disordered breathing. Sleep Breath 2007 ; 11 (1) : 1–22

(85) Gindre L., et al. Mandibular advancement for Obstructive Sleep Apnea: dose effect on apnea, long-term use and tolérance. Respiration 2008 ; 76 : 386-392

(86) Lee CH. et al. The mandibular advancement device and patient selection in the treatment of obstructive sleep apnea. Arch Otolaryngol Head Neck Surg 2009 ; 135 (5) :439-444

(87) Gagnadoux F. The mandibular advancement splint: a true therapeutic alternative. Rev Mal Respir 2006 ; 23 Spec No 2:7S51-7S54

(88) Fleury B, et al. Mandibular advancement titration for obstructive sleep apnea: optimization of the procedure by combining clinical and oximetric parameters. Chest. 2004 May;125(5):1761-7

(89) Ferguson KA et al. Oral appliances for snoring and obstructive sleep apnea: a review. Sleep. 2006 Feb 1;29(2):244-62

(90) Navailles et col., Efficacy and Compliance of Innovative Mandibular Advancement Device, Rome, Congrès Mondial d'O.R.L. I.F.O.S. 2005

(91) Ng A, Gotsopoulos H, Darendeliler AM, Cistulli PA. Oral appliance therapy for obstructive sleep apnea. Treat Respir Med. 2005 April (6):409-22

(92) L. Chèze, B. Navailles Impact on temporomandibular joint of two mandibular advancement device designs ITBM-RBM 27 (2006) 233–237

(93) E. Clary. Contribution a l'étude expérimentale d'un dispositif ultrasonore pour le traitement d'un syndrome d'apnées du sommeil. Th. Vet. : Alfort : 2003

(94) Fiche LLP 2455325 de la Caisse Primaire d'Assurance Maladie Française. Arrêté du 31 octobre 2008

(95) Fiche LLP 2451474 de la Caisse Primaire d'Assurance Maladie Française. Arrêté du 31 octobre 2008

(96) Fiche LLP 2451474 de la Caisse Primaire d'Assurance Maladie Française. Arrêté du 31 octobre 2008

(97) Article L165-1 Code de la sécurité sociale. Modifié par la loi n°2009-879 du 21 juillet 2009 - art. 5

(98) Directive 93/42/CEE du Conseil, du 14 juin 1993, relative aux dispositifs médicaux. Journal officiel n° L 169 du 12/07/1993 p. 0001 - 0043

(99) Marklund M, Franklin KA, Sahlin C, Lundgren R. The effect of a mandibular advancement device on apneas and sleep in patients with obstructive sleep apnea. Chest. 1998 ; Mar 113(3):707-13

(100) F. Gagnadoux et al.Titrated mandibular advancement versus positive airway pressure for sleep apnoea. Eur Respir J 2009; 34: 914–920

(101) Robertson C, Herbison P, Harkness M. Dental and occlusal changes during mandibular advancement splint therapy in sleep disordered patients. Eur J Orthod. 2003 Aug 25(4):371-6

(102) Report of a joint Nordic project. Obstructive sleep apnoea syndrom: a systematic review. 2007 Juin

(103) Cooke ME, Battagel JM. A thermoplastic mandibular advancement device for the management of non-apnoeic snoring: a randomized controlled trial. Eur J Orthod. 2006 ; Aug 28(4) :327-38

(104) Marklund M, et al. Irreversible alteration in occlusion caused by a mandibular advancement appliance: an unexpected complication of sleep apnea treatment. International Journal of Adult Orthodontics and Orthognathic Surgery 2000 ; 15: 192–196

(105) B. Fleury, J.Cohen-Levy,L.Lacassagne,I. Buchet, A. Geraads, H.Pegliasco, F. Gagnadoux. Traitement du SAHOS par orthèse s'avancée mandibulaire. Rev mal respir 2010 ; 27 S146-S156

(106) Hammond RJ, Gotsopoulos H, Shen G, Petocz P, Cistulli PA, Darendeliler MA.
A follow-up study of dental and skeletal changes associated with mandibular advancement splint use in obstructive sleep apnea. Am J Orthod Dentofacial Orthop. 2007 Dec;132(6):806-14

(107) Robertson CJ. Dental and skeletal changes associated with long
term mandibular advancement. Sleep 2001; 24:531-7

(108) Pantin C, Hillman D, Tennant M Dental side effects of an oral device to treat snoring and obstructive sleep apnea. Sleep 1999 ; 22: 237-240

(109) Almeida FR, Lowe AA, Sung JO, Tsuiki S, Otsuka R. Long-term sequellae of oral appliance therapy in obstructive sleep apnea patients: Part 1. Cephalometric analysis. Am J Orthod Dentofacial Orthop 2006 ; Feb 129(2) :195-204

(110) Almeida FR, Lowe AA, Otsuka R, Fastlicht S, Farbood M, Tsuiki S.
Long-term sequellae of oral appliance therapy in obstructive sleep apnea patients: Part 2. Am J Orthod Dentofacial Orthop 2006 ; Feb 129(2) :205-13

(111) Tsuda H, Almeida FR, Tsuda T, Moritsuchi Y, Lowe AA. Craniofacial changes after 2 years of nasal continuous positive airway pressure use in patients with obstructive sleep apnea. Chest 2010 ; Oct 138(4) :870-4

(112) Doff MH, et al. Long-term oral appliance therapy in obstructive sleep apnea syndrome: a controlled study on dental side effects. Clin Oral Investig. 2013 Mar;17(2):475-82

(113) Fritsch KM. et al. Side effetcs of mandibular advancement devices for sleep apnea treatement. AM J Respir Crti Care Med 2001 ; 164 : 831-818

(114) Robertson C, Herbison P, Harkness M : Dental and occlusal changes during mandibular advancement splint therapy in sleep disordered patients. Eur J Orhtod 2003 ; 25 : 371-376

Remerciements :

Au Dr Bruno Navailles, CH Valence, France.

Pour l'iconographie : Dr Navailles, Dr Chapotat, ResMed.

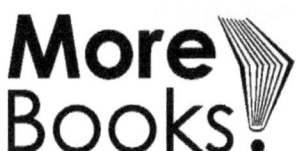
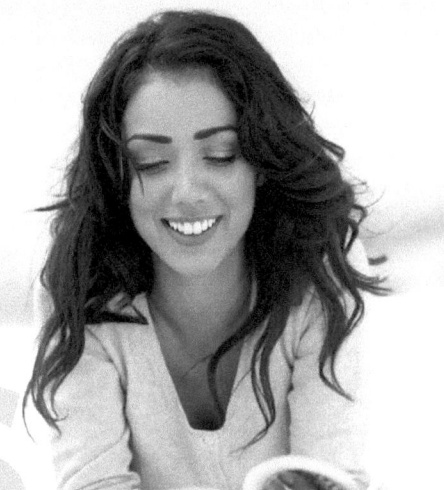

Oui, je veux morebooks!

I want morebooks!

Buy your books fast and straightforward online - at one of the world's fastest growing online book stores! Environmentally sound due to Print-on-Demand technologies.

Buy your books online at
www.get-morebooks.com

Achetez vos livres en ligne, vite et bien, sur l'une des librairies en ligne les plus performantes au monde!
En protégeant nos ressources et notre environnement grâce à l'impression à la demande.

La librairie en ligne pour acheter plus vite
www.morebooks.fr

OmniScriptum Marketing DEU GmbH
Bahnhofstr. 28
D - 66111 Saarbrücken
Telefax: +49 681 93 81 567-9

info@omniscriptum.com
www.omniscriptum.com

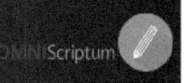

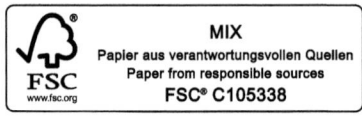

Printed by Books on Demand GmbH, Norderstedt / Germany